Informe sobre la salud

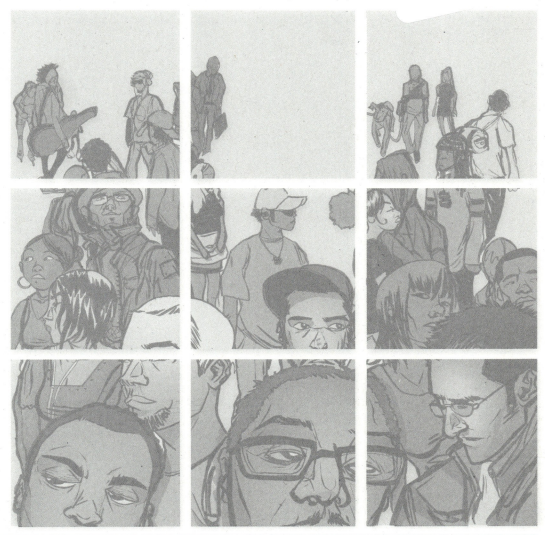

LA FINANCIACIÓN DE LOS SISTEMAS DE SALUD
El camino hacia la cobertura universal

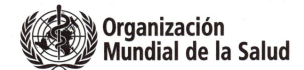

Organización Mundial de la Salud

Catalogación por la Biblioteca de la OMS:

Informe sobre la salud en el mundo: la financiación de los sistemas de salud: el camino hacia la cobertura universal.

I.Salud mundial - tendencias. 2.Prestación de atención de salud - economía. 3.Financiamiento de la salud. 4.Accesibilidad a los servicios de salud. 5.Costo de la enfermedad. I.Organización Mundial de la Salud.

ISBN 978 92 4 356402 9   (Clasificación NLM: W 74)
ISBN 978 92 4 068482 9 (versión electrónica)
ISSN 1020-6760

 Este informe sobre la salud en el mundo se ha preparado bajo la dirección general de Carissa Etienne, Subdirectora General de Sistemas y Servicios de Salud, y Anarfi Asamoa-Baah, Director General Adjunto. Los autores principales del informe fueron David B. Evans, Riku Elovainio y Gary Humphreys, con las aportaciones de Daniel Chisholm, Joseph Kutzin, Sarah Russell, Priyanka Saksena y Ke Xu.

Las contribuciones en forma de cuadros o análisis fueron proporcionadas por: Ole Doetinchem, Adelio Fernandes Antunes, Justine Hsu, Chandika K. Indikadahena, Jeremy Lauer, Nathalie van de Maele, Belgacem Sabri, Hossein Salehi, Xenia Scheil-Adlung (OIT) y Karin Stenberg.

Hemos recibido sugerencias y comentarios de los Directores Regionales, los Subdirectores Generales y sus equipos.

Los análisis, los datos y las revisiones del resumen, los borradores o los apartados específicos han sido proporcionados por (además de las personas citadas anteriormente): Dele Abegunde, Michael Adelhardt, Héctor Arreola, Guitelle Baghdadi-Sabeti, Dina Balabanova, Dorjsuren Bayarsaikhan, Peter Berman, Mélanie Bertram, Michael Borowitz, Reinhard Busse, Alexandra Cameron, Guy Carrin, Andrew Cassels, Eleonora Cavagnero, Witaya Chadbunchachai, John Connell, David de Ferranti, Don de Savigny, Varatharajan Durairaj, Bob Emrey, Tamás Evetovits, Josep Figueras, Emma Fitzpatrick, Julio Frenk, Daniela Fuhr, Ramiro Guerrero, Patricia Hernández Peña, Hans V. Hogerzeil, Kathleen Holloway, Melitta Jakab, Elke Jakubowski, Christopher James, Mira Johri, Matthew Jowett, Joses Kirigia, Felicia Knaul, Richard Laing, Nora Markova, Awad Mataria, Inke Mathauer, Don Matheson, Anne Mills, Eduardo Missoni, Laurent Musango, Helena Nygren-Krug, Ariel Pablos-Mendez, Anne-Marie Perucic, Claudia Pescetto, Jean Perrot, Alexander Preker, Magdalena Rathe, Dag Rekve, Ritu Sadana, Rocío Sáenz, Thomas Shakespeare, Ian Smith, Peter C. Smith, Alaka Singh, Rubén Suárez Berenguela, Tessa Tan-Torres Edejer, Richard Scheffler, Viroj Tangcharoensathien, Fabrizio Tediosi, Sarah Thmson, Ewout van Ginneken, Cornelis van Mosseveld y Julia Watson.

La redacción del informe está basada en la información proporcionada por los trabajos de investigación de muchas personas de diferentes instituciones; dichos trabajos se encuentran disponibles en http://www.who.int/healthsystems/topics/financing/healthreport/whr_background/en

La corrección de estilo fue realizada por Michael Reid, Gaël Kernen se encargó de las cifras y Evelyn Omukubi proporcionó la inestimable asistencia y apoyo administrativo. El diseño y la edición gráfica corrieron a cargo de Sophie Guetaneh Aguettant y Cristina Ortiz. Ilustración de Edel Tripp (http://edeltripp.daportfolio.com).

Queremos expresar nuestro agradecemos a la Fundación Rockefeller, a la Agencia de los Estados Unidos para el Desarrollo Internacional (USAID) y al Ministerio Federal de Sanidad de Alemania por su apoyo económico.

Impreso en Suiza en papel 100% reciclado y con la certificación FSC.

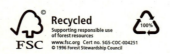

Índice

1 ¿Dónde nos encontramos?

2 Más dinero para la salud

3 La unión hace la fuerza

4 Más salud por el dinero

5 Una agenda para la acción

Mensaje de la Directora General

Encargué el presente informe sobre la salud en el mundo en respuesta a la necesidad expresada por los países ricos y pobres por igual de una orientación práctica sobre las formas de financiar la asistencia sanitaria. El objetivo era transformar la evidencia, obtenida a partir de estudios realizados en varios entornos, en una lista de opciones para la obtención de recursos suficientes y para la eliminación de las barreras económicas al acceso a los servicios sanitarios, especialmente en el caso de los pobres. Como el subtítulo indica, hemos dado una clara prioridad al avance hacia la cobertura universal, un objetivo que se encuentra en la actualidad en el centro de los debates sobre la prestación de los servicios sanitarios.

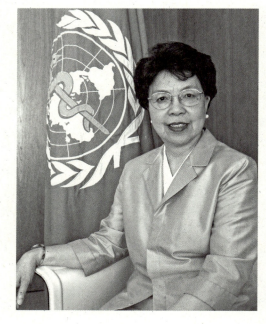

La necesidad de una orientación en esta área es aún más acuciante en un momento que se caracteriza por la recesión económica y por unos costes crecientes de la atención sanitaria, ya que la población envejece, aumentan las enfermedades crónicas y se dispone de tratamientos nuevos y más caros. Como queda bien señalado en este informe, la presión gubernamental para tomar decisiones políticas acertadas aumenta en respuesta a la creciente demanda pública de acceso a una atención médica asequible y de alta calidad.

En un momento en el que el dinero escasea, mi consejo para los países es el siguiente: antes de buscar de dónde recortar el gasto de la asistencia sanitaria, hay que buscar opciones que mejoren la eficiencia. Todos los sistemas sanitarios, en todas partes, podrían hacer un mejor uso de los recursos, ya sea a través de prácticas de contratación mejores, de un mayor uso de los productos genéricos, de mejores incentivos para los proveedores o de una financiación y procedimientos administrativos simplificados.

Este informe calcula que entre el 20% y el 40% del gasto sanitario total se pierde por la ineficiencia y señala 10 áreas específicas en las que unas políticas y prácticas más adecuadas podrían aumentar el impacto de los gastos, a veces de manera espectacular. La inversión de estos recursos de forma más sensata puede ayudar a los países a acercarse mucho más a la cobertura universal sin aumentar el gasto.

En cuanto a la ruta de acceso a la cobertura universal, el informe identifica la continua dependencia de los pagos directos, incluidas las cuotas de usuario, como el mayor obstáculo para el progreso. Numerosas pruebas demuestran que la recaudación de fondos a través del prepago es la base más eficiente y equitativa para aumentar la cobertura de la población. En efecto, dichos mecanismos significan que los ricos subsidiarían a los pobres y los sanos a los enfermos. La experiencia demuestra que este planteamiento funciona mejor cuando el prepago procede de un gran número de personas, con la consiguiente mancomunación de los fondos para cubrir los costes de la asistencia sanitaria de todos.

Nadie que necesite asistencia sanitaria, ya sea terapéutica o preventiva, debe arriesgarse a la ruina financiera por ello.

Tal como muestran los datos, los países necesitan fondos estables y suficientes para la sanidad, pero la riqueza nacional no es un requisito previo para avanzar hacia la cobertura universal. Países con niveles similares de gasto sanitario alcanzan unos resultados de salud sorprendentemente dispares en comparación con sus inversiones. Las decisiones políticas ayudan a explicar en gran medida esta diferencia.

Al mismo tiempo, ninguna combinación de decisiones políticas funcionará bien en todos los entornos. Como advierte el informe, cualquier estrategia eficaz para la financiación sanitaria debe ser de cosecha propia. Los sistemas sanitarios son sistemas complejos adaptables y sus componentes pueden interactuar de maneras inesperadas. Al hacer referencia a los fracasos y reveses, así como a los éxitos, el informe ayuda a los países a que se anticipen a las sorpresas desagradables y las eviten. Los compromisos son inevitables y las decisiones tendrán que encontrar el justo equilibrio entre la proporción de la población cubierta, la oferta de servicios incluidos y los costes que se deben cubrir.

Sin embargo, a pesar de estas y otras advertencias, el mensaje general es de optimismo. Todos los países, en todas las etapas de desarrollo, pueden adoptar medidas inmediatas para avanzar más rápidamente hacia la cobertura universal y mantener sus logros. Los países que adopten las políticas correctas pueden lograr una mejora notable de la cobertura de los servicios y de la protección contra los riesgos financieros para un nivel de gastos determinado. Deseo sinceramente que las experiencias y los consejos prácticos que figuran en este informe guíen a los responsables políticos en la dirección correcta. La lucha por la cobertura universal es un objetivo admirable y viable para todos.

Dra. Margaret Chan
Directora General
Organización Mundial de la Salud

Resumen

¿Por qué la cobertura universal?

La promoción y la protección de la salud son esenciales para el bienestar humano y para un desarrollo socio-económico sostenido. Así lo reconocieron hace más de 30 años los firmantes de la Declaración de Alma-Ata, Kazajstán, quienes señalaron que la Salud para Todos contribuiría a mejorar tanto la calidad de vida como la paz y la seguridad en el mundo.

No es de sorprender que las personas también consideren la salud como una de sus mayores prioridades, situándose en la mayoría de los países sólo por detrás de problemas económicos como el desempleo, los salarios bajos y el coste de vida elevado (1, 2). Como consecuencia, la salud suele convertirse en un tema político, ya que los gobiernos intentan satisfacer las expectativas de la población.

Hay muchas maneras de promover y preservar la salud. Algunas se encuentran más allá de los límites del sector sanitario. Las «circunstancias en las que las personas crecen, viven, trabajan y envejecen» influyen en gran medida en la manera en que la gente vive y muere (3). La educación, la vivienda, la alimentación y el empleo, todos ellos, tienen un impacto sobre la salud. Corregir las desigualdades en estos aspectos disminuirá las desigualdades que se producen en la sanidad.

No obstante, el acceso oportuno a los servicios sanitarios[a] también es crítico: una combinación de promoción, prevención, tratamiento y rehabilitación. Esto no se puede conseguir, excepto para una pequeña minoría de la población, sin un sistema de financiación sanitaria que funcione correctamente. Es lo que determina si las personas pueden permitirse el uso de los servicios sanitarios cuando los necesitan. Es lo que determina la existencia de los propios servicios.

En reconocimiento de esta realidad, los Estados Miembros de la Organización Mundial de la Salud (OMS) se comprometieron en 2005 a desarrollar sus sistemas de financiación sanitaria, de manera que todas las personas tuvieran acceso a los servicios y no sufrieran dificultades financieras al pagar por ellos (4). Este objetivo se definió como «cobertura universal», algunas veces llamada «cobertura sanitaria universal».

Los gobiernos se enfrentan a tres cuestiones fundamentales en su lucha por alcanzar este objetivo:

1. ¿Cómo se tiene que financiar dicho sistema sanitario?
2. ¿Cómo pueden proteger a las personas de las consecuencias financieras de la enfermedad y del pago de los servicios sanitarios?
3. ¿Cómo pueden fomentar el uso óptimo de los recursos disponibles?

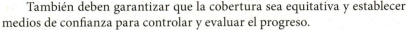

También deben garantizar que la cobertura sea equitativa y establecer medios de confianza para controlar y evaluar el progreso.

En este informe, la OMS describe cómo pueden modificar los países sus sistemas de financiación para avanzar con mayor rapidez hacia la cobertura universal y mantener esos logros. Este informe sintetiza las nuevas investigaciones y las lecciones aprendidas de la experiencia, traduciéndolas en un conjunto de acciones posibles que los países, en todos los niveles de desarrollo, pueden tener en cuenta y adaptar a sus propias necesidades. Se sugieren algunas maneras en las que la comunidad internacional puede ayudar a los países de ingresos bajos en su esfuerzo para lograr la cobertura universal.

Mientras el mundo lucha contra la desaceleración económica, la globalización de las enfermedades y de las economías, y la creciente demanda de atención a los enfermos crónicos relacionada en parte con el envejecimiento de las poblaciones, la necesidad de una cobertura sanitaria universal y de una estrategia para financiarla nunca ha sido mayor.

¿Dónde nos encontramos?

La resolución 58.33 de la Asamblea Mundial de la Salud de 2005 asegura que todos tenemos derecho a acceder a los servicios sanitarios y que nadie debe sufrir dificultades financieras por hacerlo. El mundo todavía está muy lejos de la cobertura universal en ambos aspectos.

Por una parte, respecto a la cobertura de los servicios, por ejemplo, la proporción de nacimientos asistidos por personal sanitario cualificado puede ser tan baja como un 10% en algunos países, mientras que es casi del 100% en los países con los índices de mortalidad materna más bajos. Dentro de los países existen variaciones similares. Generalmente, las mujeres ricas obtienen niveles parecidos de cobertura, independientemente de dónde vivan, mientras que las pobres quedan excluidas. Las mujeres comprendidas dentro del 20% de la población más rica tienen hasta 20 veces más probabilidades de que su parto esté asistido por personal sanitario cualificado que las mujeres pobres.

Eliminar esta diferencia de cobertura entre ricos y pobres en 49 países de ingresos bajos salvaría la vida de más de 700 000 mujeres desde este momento hasta el año 2015 (5). Del mismo modo, los niños ricos viven más que los pobres; si se superara esta diferencia de cobertura en los diversos servicios para niños menores de cinco años, en concreto, la vacunación sistemática, salvaría más de 16 millones de vidas.

Sin embargo, los ingresos no son el único factor que influye en la cobertura de los servicios. En muchos casos, los extranjeros, las minorías étnicas y los indígenas utilizan menos los servicios que otros grupos de población, a pesar de que sus necesidades puedan ser mayores.

La otra cara de la moneda es que, cuando la gente sí usa los servicios, a menudo incurre en gastos catastróficos al pagar por la asistencia prestada.

En algunos países, hasta el 11% de la población sufre este tipo de dificultad financiera grave cada año y hasta el 5% se ve arrastrada a la pobreza. A nivel mundial, alrededor de 150 millones de personas sufren catástrofes financieras anualmente y 100 millones se ven obligadas a vivir por debajo del umbral de pobreza.

El otro castigo financiero impuesto a los enfermos (y frecuentemente a quienes están a cargo de su cuidado) es la pérdida de ingresos. En la mayoría de los países, los familiares pueden ofrecer algún tipo de ayuda económica, aunque sea pequeña, a otros miembros de la familia cuando estos están enfermos. Las transferencias financieras más formales para proteger a quienes están demasiado enfermos como para trabajar son menos habituales. Según la Organización Internacional del Trabajo (OIT), sólo una de cada cinco personas en todo el mundo está cubierta con una seguridad social amplia que también incluya la pérdida salarial en caso de enfermedad, y más de la mitad de la población del mundo carece de todo tipo de protección social formal. Únicamente el 5–10% de las personas están cubiertas en el África subsahariana y en Asia meridional, mientras que en los países de ingresos medios los índices de cobertura varían entre el 20% y el 60%.

La financiación sanitaria es una parte importante de la ampliación de los esfuerzos para asegurar la protección social en la salud. En este sentido, la OMS es el organismo líder junto con la OIT en la iniciativa de las Naciones Unidas para ayudar a los países a desarrollar una Red de protección social que incluya el tipo de protección frente a los riesgos financieros analizados en este informe y las características más generales de la sustitución de los ingresos y de la asistencia social en caso de enfermedad (6).

¿Cómo resolvemos el problema?

En su camino hacia la cobertura universal, los países se encuentran con tres problemas fundamentales relacionados entre sí. El primero es la disponibilidad de recursos. Ningún país, con independencia de su riqueza, ha sido capaz de garantizar a todas las personas el acceso inmediato a todas las tecnologías o intervenciones que puedan mejorar la salud o prolongar la vida.

En el otro extremo de la escala, en los países más pobres, hay pocos servicios disponibles para todos.

La otra barrera para la cobertura universal es la dependencia excesiva de los pagos directos en el momento en que la gente necesita asistencia. Esto incluye los pagos de medicamentos sin recetas y las cuotas de las consultas y los procedimientos. Aun disponiendo de algún tipo de seguro médico, puede ser obligatorio contribuir en forma de copagos, coaseguros o deducibles.

La obligación de pagar directamente por los servicios en el momento de necesitarlos, ya sea que el pago se realice de manera formal o de manera informal (de forma clandestina), impide que millones de personas reciban asistencia médica cuando la necesitan. Para aquellos que realmente buscan tratamiento, esto puede dar lugar a una situación económica grave, llegando incluso a empobrecerse.

El tercer obstáculo para avanzar más rápido hacia la cobertura universal es el uso ineficiente y no equitativo de los recursos. Se malgasta el 20–40% de los recursos destinados a la salud, siendo ésta una estimación conservadora. Reducir este despilfarro mejoraría en gran medida la capacidad de los sistemas sanitarios para prestar servicios de calidad y mejorar la salud. Una mayor eficiencia suele facilitar la argumentación del ministerio de sanidad a la hora de solicitar fondos adicionales al ministerio de economía.

Llegados a este punto, el camino hacia la cobertura universal se vuelve relativamente simple, al menos sobre el papel. Los países deben recaudar los fondos suficientes, disminuir la dependencia de los pagos directos para financiar los servicios y mejorar la eficiencia y la equidad. Estos aspectos se analizarán en los próximos apartados.

Muchos países de ingresos bajos y medios han demostrado en la última década que acercarse a la cobertura universal no es un derecho exclusivo de los países de ingresos elevados. Recientemente, países como Brasil, Chile, China, México, Rwanda y Tailandia han dado pasos agigantados para abordar los tres problemas descritos anteriormente. Gabón ha introducido formas innovadoras de recaudación de fondos para la salud, incluyendo una tasa sobre el uso de los teléfonos móviles; Camboya ha presentado un fondo de igualdad sanitaria que cubre los costes de la salud de los pobres; y el Líbano ha mejorado la eficiencia y la calidad de su red de asistencia primaria.

Entretanto, está claro que todos los países pueden avanzar en, al menos, una de las tres áreas clave. En la actualidad, hasta los países de ingresos altos reconocen que tienen que reexaminar continuamente su avance para hacer frente al aumento de los costes y de las expectativas. Por ejemplo, Alemania ha reconocido que el envejecimiento de su población se ha traducido en una disminución de la proporción de personas que obtienen remuneraciones y salarios dentro del total de la población, lo que dificulta la financiación de su sistema de seguridad social a través de las fuentes habituales de cotizaciones al seguro deducidas de los salarios. Como resultado, el gobierno ha inyectado al sistema otros fondos provenientes de los ingresos generales.

Recaudación de recursos suficientes para la salud

A pesar de que el apoyo económico nacional para la cobertura universal será de suma importancia para su sostenibilidad, no es realista esperar que la mayoría de los países con ingresos bajos consigan a corto plazo la cobertura universal sin ayuda. La comunidad internacional deberá apoyar económicamente los esfuerzos nacionales de los países más pobres para ampliar rápidamente el acceso a los servicios.

Para que esto suceda, es importante conocer el coste probable. Las estimaciones recientes sobre el dinero que se necesita para alcanzar los Objetivos de Desarrollo del Milenio (ODM) y para garantizar el acceso a las intervenciones críticas, incluso para la enfermedades no transmisibles en 49 países de ingresos bajos, sugieren que estos países tendrán que gastar una media (no ponderada) de un poco más de US$ 60 *per capita* para el año 2015, bastante más que los US$ 32 que invierten actualmente. Esta cifra para 2015 incluye el coste de la ampliación del sistema sanitario, de modo que puedan suministrar el conjunto especificado de intervenciones.

Por lo tanto, el primer paso hacia la cobertura universal es asegurar que los países más pobres tengan estos fondos y que la financiación aumente continuamente durante los próximos años para permitir un avance progresivo.

No obstante, incluso los países que actualmente gastan más del mínimo necesario estimado no pueden relajarse. Alcanzar los ODM y garantizar el acceso a las intervenciones críticas centrándose en las enfermedades no transmisibles (las intervenciones incluidas en las estimaciones de los costes aquí presentadas) es sólo el comienzo. A medida que el sistema mejore, aumentarán inevitablemente las demandas de más servicios, de una mayor calidad en los mismos y/o de niveles más altos de protección contra los riesgos financieros. Los países de ingresos altos buscan fondos continuamente para satisfacer las demandas y las expectativas crecientes de sus poblaciones y para pagar las tecnologías y las opciones en rápida expansión con el fin de mejorar la salud.

Todos los países tienen la posibilidad de recaudar más dinero para la salud a nivel nacional, siempre que los gobiernos y las personas se comprometan a hacerlo. Existen tres formas generales de conseguirlo, más una cuarta opción para aumentar la ayuda al desarrollo y hacer que funcione mejor en el caso de la salud.

1. **Aumentar la eficiencia en la recaudación de ingresos**. Incluso en los países de ingresos altos, la evasión y la recaudación ineficiente de impuestos y primas de seguros pueden suponer un grave problema. Las dificultades reales de la recaudación de impuestos y las aportaciones al seguro médico, especialmente en los países con un gran sector informal, están bien documentadas. Mejorar la eficiencia de la recaudación de ingresos aumentará los fondos que se puedan utilizar para prestar servicios o comprarlos en nombre de la población. Indonesia ha cambiado por completo su sistema fiscal, obteniendo así beneficios sustanciales en el gasto público general y, en concreto, en el gasto sanitario.

2. **Restablecer las prioridades de los presupuestos del estado**. Algunas veces, los gobiernos dan una importancia relativamente baja a la salud cuando asignan sus presupuestos. Por ejemplo, unos pocos países africanos alcanzaron el objetivo, acordado por sus jefes de Estado en la Declaración de Abuja, Nigeria, de 2001, de destinar el 15% de sus presupuestos nacionales a la salud. En la actualidad, 19 de los países de la región que firmaron la declaración asignan menos dinero de lo que asignaron en 2001. No obstante, la República Unida de Tanzania, asignó el 18,4% a la sanidad y Liberia, el 16,6% (cifras que incluyen las contribuciones de los socios externos, canalizadas a través del gobierno y que son difíciles de presentar por separado). En conjunto, si los 49 países de ingresos bajos aumentaran la asignación de la salud del gasto público total al 15% podrían recaudar unos US$ 15 mil millones más al año para la salud procedentes de fuentes nacionales.

3. **Financiación innovadora.** Hasta este momento, la atención se ha centrado en gran parte en ayudar a los países ricos a recaudar más fondos para la salud en los entornos pobres. El Grupo de Trabajo de Expertos sobre Financiación Internacional para Sistemas de Salud incluyó el aumento de impuestos sobre los billetes aéreos, las transacciones de divisas y el tabaco en su lista de métodos para recaudar US$ 10 mil millones más al año destinados a la salud mundial. Los países de ingresos altos, medios y bajos deberían considerar algunos de estos mecanismos de recaudación nacional de fondos. Una tasa sobre las transaccio-

nes de divisas podría recaudar sumas importantes en algunos países. Por ejemplo, la India tiene un mercado de divisas importante, con una facturación diaria de US$ 34 mil millones. Una tasa sobre las transacciones de divisas del 0,005% en este volumen de negocio podría reportarle al país unos US$ 370 millones al año, si la India adoptara esta medida. Otras opciones son los bonos diáspora (que se venden a los emigrantes) y las tasas solidarias sobre una variedad de productos y servicios, como las llamadas de teléfonos móviles. Todas las tasas tienen un cierto efecto distorsionador sobre la economía y se encontrarán con la oposición de quienes tengan intereses creados. Los gobiernos deberán aplicar las que mejor se adapten a sus economías y tengan posibilidades de recibir apoyo político. Por otro lado, las tasas sobre los productos que son perjudiciales para la salud tienen el doble beneficio de mejorar la salud de la población mediante la disminución del consumo, al tiempo que recaudan más fondos. Un aumento del 50% en los impuestos al consumo del tabaco generaría US$ 1,42 mil millones de fondos adicionales en 22 países de ingresos bajos de los que hay datos disponibles. Si todo esto se destinara a la salud, permitiría que el gasto público en sanidad aumentase más del 25% en varios países y, como máximo, un 50%. El incremento de los impuestos sobre el alcohol al 40% en el precio del minorista tendría incluso un impacto mayor. El cálculo para 12 países de ingresos bajos de los que hay datos disponibles muestra que los niveles de consumo caerían más de un 10%, mientras que la recaudación de los impuestos superaría su triplicación hasta alcanzar un nivel del 38% del gasto sanitario total en dichos países. Muchos países pueden permitirse aumentar los impuestos sobre el tabaco y el alcohol. Incluso si se asignara a la salud sólo una parte de la recaudación, el acceso a los servicios mejoraría sustancialmente. Algunos países también están considerando aplicarlos impuestos sobre otros productos perjudiciales, como las bebidas azucaradas y las comidas con alto contenido de sal o ácidos grasos trans (*7, 8*).

4. **Ayuda al desarrollo para la salud.** Si bien todos los países, ricos o pobres, podrían hacer más para aumentar la financiación sanitaria o para diversificar sus fuentes de financiación, sólo ocho de los 49 países de bajos ingresos mencionados anteriormente tienen alguna posibilidad de generar los fondos necesarios para alcanzar los ODM para el año 2015 disponiendo únicamente de las fuentes nacionales. La solidaridad mundial sigue siendo necesaria. El déficit de financiación al que se enfrentan estos países de ingresos bajos pone de relieve la necesidad de que los países de ingresos altos cumplan sus compromisos de ayuda oficial al desarrollo (AOD) y la respalden con un mayor esfuerzo para mejorar la eficiencia de la ayuda. Si bien la financiación innovadora puede complementar la AOD tradicional, en el caso de que los países cumplieran de inmediato sus promesas internacionales actuales, la financiación externa para la salud de los países de ingresos bajos superaría el doble de la noche a la mañana, y el déficit estimado de fondos para alcanzar los ODM quedaría prácticamente eliminado.

Eliminación de los riesgos financieros y de las barreras de acceso

Aunque contar con los fondos suficientes es importante, será imposible acercarse a la cobertura universal si las personas sufren dificultades financieras o se les impide utilizar los servicios porque tienen que pagar por ellos en el momento de usarlos. Cuando esto sucede, los enfermos corren con todos los riesgos financieros asociados al pago de la asistencia. Deben decidir si pueden permitirse el recibir atención y, a menudo, esto significa escoger entre pagar por los servicios sanitarios o pagar por otros elementos esenciales, como la comida o la educación de los niños.

En los lugares donde se cobran los servicios, todo el mundo paga el mismo precio, independientemente de su situación económica. No existe ninguna expresión formal de solidaridad entre los enfermos y las personas sanas o entre los ricos y los pobres. Dicho sistema imposibilita la distribución de los gastos a lo largo de la vida: pagar las cotizaciones cuando se es joven y se está sano y recurrir a ellas en caso de enfermedad más adelante. Por lo tanto, el riesgo de catástrofe financiera y el empobrecimiento es alto, y conseguir la cobertura universal, imposible.

Casi todos los países imponen algún tipo de pago directo, a veces llamado «costo compartido»; aunque, cuanto más pobre es el país, mayor es la proporción del gasto total que se financia de este modo. Los ejemplos más extremos los encontramos en 33 países, en su mayoría de ingresos bajos, donde los pagos directos en efectivo representaron más del 50% del total del gasto sanitario en 2007.

La única manera de disminuir la dependencia de los pagos directos es que los gobiernos fomenten el prepago con mancomunación de los riesgos, el camino escogido por la mayoría de los países que más se han acercado a la cobertura universal. Cuando las poblaciones tienen acceso a los mecanismos de prepago y mancomunación, el objetivo de la cobertura sanitaria universal se vuelve más realista. Estos mecanismos se basan en los pagos realizados antes de sufrir una enfermedad, mancomunados de alguna manera y se emplean para financiar los servicios sanitarios de todos aquellos que tengan cobertura: tratamiento y rehabilitación de las personas enfermas y discapacitadas, y prevención y promoción para todos.

Únicamente cuando los pagos directos están por debajo del 15–20% del gasto sanitario total, la incidencia de la catástrofe financiera y el empobrecimiento desciende hasta niveles insignificantes. Es un objetivo difícil al que los países ricos pueden aspirar, pero es posible que otros países quieran establecer metas más modestas a corto plazo. Por ejemplo, los países de las regiones de la OMS de Asia Sudoriental y del Pacífico Occidental han establecido recientemente un objetivo entre el 30% y el 40%.

Los fondos pueden proceder de varias fuentes: impuestos sobre la renta y basados en el salario, impuestos al valor añadido sobre una base más amplia o impuestos especiales sobre el tabaco y el alcohol, y/o primas de seguro. La fuente es menos importante que las políticas desarrolladas para administrar los sistemas de prepago. ¿Deberían ser obligatorias estas contribuciones? ¿Quién tendría que pagar, cómo y cuándo? ¿Qué pasaría con las personas que no pueden contribuir económicamente? También es necesario tomar decisiones sobre la mancomunación. ¿Se deberían mantener los fondos como parte de los ingresos consolidados del gobierno? o ¿en uno o más fondos de seguros médicos, bien sean sociales, privados, comunitarios o microfondos?

Cuando se formulan dichas políticas, la experiencia de los países revela tres grandes lecciones a tener en cuenta.

En primer lugar, en todos los países, una parte de la población es demasiado pobre para contribuir a través de impuestos sobre la renta o de primas de seguro. Será necesario subvencionarlos con fondos mancomunados (generalmente, con rentas públicas). Dicha ayuda puede ofrecerse en forma de acceso directo a los servicios financiados por el gobierno o mediante subvenciones en sus primas de seguro. Los países en los que toda la población tiene acceso a un conjunto de servicios suelen tener niveles altos de fondos mancomunados, en torno al 5–6% del producto interior bruto (PIB).

En segundo lugar, las contribuciones deben ser obligatorias; de lo contrario, los ricos y las personas sanas se desentenderán y la financiación no será suficiente para cubrir las necesidades de los pobres y los enfermos. Aunque los programas del seguro voluntario pueden recaudar algunos fondos ante la ausencia generalizada del prepago y la mancomunación, y también ayudan a que la población se familiarice con los beneficios del seguro, tienen una capacidad limitada para cubrir una serie de servicios para aquellos que son demasiado pobres para pagar las primas. De ahí la importancia de aplicar planes más a largo plazo para expandir el prepago e incorporar el seguro comunitario y el microseguro en un fondo mancomunado más amplio.

En tercer lugar, los fondos mancomunados que protegen las necesidades sanitarias de una pequeña cantidad de personas no son viables a largo plazo. Unos pocos episodios de enfermedades caras acabarían con ellos. La existencia de múltiples fondos mancomunados, en los que cada uno cuenta con su propio sistema de administración e información, tampoco es eficiente y dificulta la consecución de la equidad. Por lo general, uno de los fondos proporcionará grandes beneficios a la gente bastante adinerada, que no querrá subvencionar de manera cruzada los costes de la población más pobre y en peor estado de salud.

La subvención cruzada es posible cuando hay muchos fondos, pero esto requiere una voluntad política y una capacidad técnica y administrativa. En los Países Bajos y en Suiza, por ejemplo, los fondos se transfieren desde los planes de seguro que inscriben a personas con pocas necesidades sanitarias (y que incurren en gastos menores) a los que inscriben a personas de alto riesgo que requieren más servicios.

Incluso en lugares donde la financiación en gran parte es prepagada y mancomunada, será necesario compensar entre las partes de la población a cubrir, la variedad de servicios ofertada y la proporción del coste total a pagar (Figura 1). El cuadro con la leyenda «fondos mancomunados corrientes» describe la situación actual en un país hipotético, en el que casi la mitad de la población está cubierta para la mitad de los servicios disponibles, pero donde menos de la mitad del coste de estos servicios se sufragan con fondos mancomunados. Para acercarse a la cobertura universal, el país tendría que ampliar la cobertura a un mayor número de personas, ofrecer más servicios y/o pagar una parte mayor del gasto.

En países con mecanismos de seguridad social desde hace mucho tiempo, como los de Europa o Japón, el cuadro de los fondos mancomunados corrientes ocupa casi todo el espacio. Sin embargo, ninguno de los países de ingresos altos, de los que se suele decir que han alcanzado la cobertura universal, cubre realmente al 100% de la población para el 100% de los servicios disponibles y en el 100% del coste, sin listas de espera. Cada país llena el cuadro a su manera, compensando la proporción de los servicios y de los costes a cubrir con los fondos mancomunados.

No obstante, el total de la población de estos países tiene derecho a usar un conjunto de servicios (prevención, promoción, tratamiento y rehabilitación). Prácticamente todos están protegidos de los riesgos financieros, gracias a los mecanismos de financiación basados en el prepago y la mancomunación. Los fundamentos son los mismos, aunque difieran las características específicas determinadas por la interacción de las expectativas de la población y de los profesionales sanitarios, el entorno político y la disponibilidad de fondos.

Figura 1. **Tres dimensiones a tener en cuenta en el avance hacia la cobertura universal**

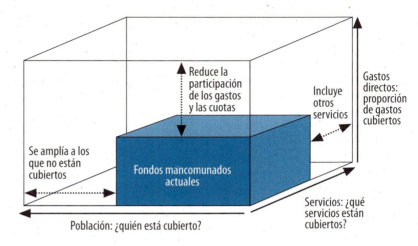

Fuente: Adaptado de (*9, 10*).

Los países tomarán distintos caminos hacia la cobertura universal, en función de dónde y cómo empiecen, y tomarán distintas decisiones a medida que progresen por los tres ejes indicados en la Figura 1. Por ejemplo, para los países que excluyan de los servicios sanitarios a toda la población excepto a la élite, avanzar rápidamente hacia un sistema que cubra a todos, ricos o pobres, puede ser una prioridad, incluso si la lista de servicios y la proporción de los gastos cubiertos con los fondos mancomunados es relativamente pequeña. Mientras tanto, en un sistema de amplio alcance, con apenas unos pocos focos de exclusión, el país podrá optar en un principio por un enfoque específico, identificando a quienes están excluidos y tomando medidas para garantizar que queden cubiertos. En tales casos, pueden cubrir más servicios para los más necesitados y/o cubrir un mayor porcentaje de los gastos.

En última instancia, la cobertura universal requiere el compromiso de cubrir al 100% de la población, y se tienen que desarrollar los planes para lograr este fin desde el principio, incluso si no se alcanza el objetivo inmediatamente.

Otras barreras para acceder a los servicios sanitarios

Eliminar las barreras económicas implícitas de los sistemas de pago directo ayudará a los más desfavorecidos a conseguir asistencia, pero no la garantizará. Estudios recientes sobre los motivos por los que las personas no completan los tratamientos para las enfermedades crónicas muestran que los costes del transporte y los ingresos bajos pueden ser aun más prohibitivos que los cargos impuestos por el servicio. Además, si los servicios no están disponibles o no están disponibles en las cercanías, las personas no pueden usarlos ni aun siendo gratuitos.

Muchos países están investigando la manera de superar estas barreras. Las transferencias condicionadas de dinero en efectivo, con las que las personas reciben dinero si realizan determinadas acciones para mejorar su salud (normalmente relacionadas con la prevención), han aumentado el uso de los servicios en algunos casos. Otras opciones son los cupones o reintegros para cubrir los gastos de transporte y los programas de microcréditos que ofrecen a los miembros de las familias pobres (a menudo mujeres) la posibilidad de ganar dinero, que puede usarse de distintas maneras, incluyendo la búsqueda y obtención de los servicios sanitarios.

Promoción de la eficiencia y eliminación del despilfarro

Recaudar el dinero suficiente para la salud es imprescindible, pero contar con ese dinero no garantizará la cobertura universal. Tampoco lo hará la eliminación de las barreras económicas para el acceso a través del prepago y la mancomunación. El requisito final es asegurar que los recursos se usen de manera eficiente.

En todos los países existen oportunidades para conseguir más con los mismos recursos. Se suelen emplear medicamentos caros cuando se dispone de opciones más baratas e igualmente eficaces. En muchos países, el uso de antibióticos e inyecciones es excesivo, su almacenamiento es deficiente y se deterioran, y hay grandes variaciones en los precios que negocian las agencias de aprovisionamiento con los proveedores. La reducción de gastos innecesarios en medicamentos y el uso más adecuado de los mismos, sumados a la mejora del control de la calidad, podrían ahorrarles a los países hasta el 5% del gasto sanitario.

Los medicamentos están relacionados con tres de las causas más comunes de ineficiencia descritas en este informe. Las soluciones para las otras seis se pueden agrupar bajo los siguientes títulos:

- Sacar el máximo partido a las tecnologías y los servicios sanitarios
- Motivar al personal sanitario
- Mejorar la eficiencia hospitalaria
- Conseguir la asistencia correcta la primera vez, reduciendo los errores médicos
- Eliminar el despilfarro y la corrupción
- Evaluar críticamente cuáles son los servicios necesarios.

Hablando con cautela, cerca del 20–40% de los recursos utilizados en la salud se malgastan; unos recursos que se podrían encauzar en la dirección correcta para alcanzar la cobertura universal.

Independientemente del nivel de ingresos, todos los países pueden tomar medidas para disminuir la ineficiencia, algo para lo que se necesita una evaluación inicial de la naturaleza y las causas de las ineficiencias locales basada en el análisis de este informe. En algunos casos la ineficiencia puede deberse más al gasto sanitario insuficiente que al despilfarro. Por ejemplo, los salarios bajos provocan que el personal sanitario complemente sus ingresos con un segundo empleo simultáneo, lo que disminuye el rendimiento en su trabajo principal. Entonces, se tendrían que analizar los costes y el posible impacto de las soluciones más viables.

Los incentivos para obtener una mayor eficiencia se pueden incorporar a la forma en que se paga a los prestadores de servicios. El pago de honorarios por servicio fomentan un exceso de atención para quienes se pueden permitir pagarlas o para aquellos cuyos gastos están cubiertos por los fondos mancomunados (por ejemplo, impuestos y seguros), y una atención insuficiente para quienes no pueden costeárselas.

Se han probado muchas alternativas. Todas tienen ventajas e inconvenientes. En aquellos casos en los que el pago de honorarios por servicio es lo normal, los gobiernos y las compañías de seguros tienen que introducir controles para reducir el exceso de servicios. La aplicación de estos controles puede ser costosa y necesitar más capacidad humana y de infraestructuras para medir y supervisar el uso (y el posible abuso) de los servicios.

En otros casos, se han reemplazado los pagos de cuotas por el servicio con la capitación de servicios de atención primaria o por algún tipo de pago en función del caso, como los grupos relacionados por el diagnóstico a nivel hospitalario. La capitación de servicios implica el pago de un monto fijo por persona inscrita con un proveedor o un centro en cada período, independientemente de los servicios prestados. El pago en función del caso consiste en un monto fijo por caso, nuevamente sin importar la intensidad o la duración del tratamiento hospitalario.

Ambos disminuyen el incentivo de la sobreprestación. Sin embargo, se ha argumentado que los grupos relacionados por el diagnóstico (es decir, el pago de una tarifa estándar para un procedimiento, más allá del tiempo que los pacientes permanezcan en el hospital) pueden alentar a los hospitales a que den el alta a los pacientes prematuramente, para luego volver a ingresarlos con rapidez y, que de este modo, se realicen dos pagos en lugar de uno.

El pago a los prestadores de servicios es un proceso complejo en permanente cambio. Algunos países han desarrollado un sistema mixto de pago, con la idea de que es más eficiente que una modalidad de pago único.

Es posible encontrar enfoques más eficientes de compra de servicios, descritos a menudo como «compras estratégicas». El sistema tradicional en el que se reembólsa a los prestadores por sus servicios (y los gobiernos nacionales asignan presupuestos para varios niveles de administración basados en su mayoría en la financiación recibida el año anterior) se ha denominado «compra pasiva». Una compra más activa puede mejorar la calidad y la eficiencia haciendo preguntas explícitas sobre las necesidades sanitarias de la población: ¿Qué intervenciones y servicios satisfacen mejor sus necesidades y expectativas con los recursos disponibles? ¿Cuál es la combinación apropiada de promoción, prevención, tratamiento y rehabilitación? ¿Cómo se deben comprar y a quién se deben ofrecer estas intervenciones y estos servicios?

Las compras estratégicas son algo más que una simple elección entre la compra pasiva y la activa. Los países decidirán dónde pueden funcionar según su capacidad para recopilar, controlar e interpretar la información necesaria, y para fomentar y hacer cumplir las normas de calidad y eficiencia. La compra pasiva genera ineficiencia. Cuanto más cerca estén los países de la compra activa, más probabilidades habrá de que el sistema sea eficiente.

Desigualdades en la cobertura

Los gobiernos tienen la responsabilidad de asegurar que todos los provee-dores, públicos y privados, funcionen correctamente y se ocupen del coste de las necesidades de los pacientes con eficacia y eficiencia. También deben garantizar que se disponga de una variedad de servicios, en función de la población, centrada en la prevención y la promoción; servicios como los programas de comunicación de masas diseñados para reducir el consumo de tabaco o para fomentar que las madres lleven a vacunar a sus hijos.

Asimismo, son responsables de garantizar que todos puedan obtener los servicios que necesiten y estén protegidos de los riesgos financieros asociados con su uso. Esto puede entrar en conflicto con el camino hacia la eficiencia, debido a que la manera más eficiente de utilizar los recursos no siempre es la más equitativa. Por ejemplo, normalmente es más eficiente ubicar los servicios en las zonas pobladas, pero para que las personas pobres de las zonas rurales tengan acceso a estos servicios, habrá que ubicarlos cerca de ellos.

Los gobiernos también deben ser conscientes de que los servicios públi-cos gratuitos pueden ser acaparados por los ricos, que los utilizan más que los pobres, aunque puedan necesitarlos menos. En algunos países, sólo las personas ricas tienen acceso a un nivel adecuado de servicios, mientras que en otros, sólo los más pobres son excluidos. Algunos grupos de personas se ven afectados por las lagunas que existen en las mayorías de los sistemas, y los patrones de exclusión de los servicios varían. Se debe poner especial atención a las dificultades a las que se enfrentan los grupos de mujeres, grupos étnicos y grupos de extranjeros para acceder a los servicios, y atender los problemas específicos que sufren las poblaciones indígenas.

Una agenda para la acción

Ningún país parte de cero en la manera de financiar la asistencia sanita-ria. Todos tienen implantado algún tipo de sistema sobre el que trabajar de acuerdo a sus valores, limitaciones y oportunidades. Este proceso debe nutrirse de las experiencias nacionales e internacionales.

Todos los países pueden hacer más para recaudar fondos para la salud o para diversificar las fuentes de financiación, con el fin de disminuir la dependencia de los pagos directos mediante la promoción del prepago y la mancomunación, y de utilizar los fondos con mayor eficiencia y equidad, siempre que exista una voluntad política.

La salud puede ser pionera en el aumento de la eficiencia y la igualdad. Por ejemplo, los responsables políticos de la sanidad pueden hacer mucho para reducir las pérdidas, especialmente en los contratos. También pueden tomar medidas, incluyendo las normativas y las legislativas, para mejorar la prestación de servicios y la eficiencia general del sistema; medidas que después podrían seguir otros sectores.

No bastará con escoger únicamente de un menú de opciones o importar lo que ha funcionado en otros escenarios. La estrategia de financiación sani-taria debe ser de cosecha propia, avanzando en dirección de la cobertura universal al margen de los terrenos conocidos. Por lo tanto, es imprescindible que los países desarrollen sus propias capacidades de análisis y comprendan los puntos fuertes y los débiles de su sistema actual, de manera que puedan adaptar las políticas de financiación sanitaria y, en consecuencia, aplicarlas, controlarlas y modificarlas a lo largo del tiempo.

Facilitar y apoyar el cambio

Las lecciones descritas anteriormente se centran en los desafíos técnicos de la reforma de la financiación sanitaria. Pero el aspecto técnico es sólo un componente del desarrollo y la aplicación de la política; será necesario acometer otras acciones que lo respalden y faciliten la reflexión y el cambio.

Estas acciones están integradas en el proceso de decisión sobre la financiación sanitaria representado en la Figura 2. Está diseñado como una guía, más que como un programa, y cabe señalar que, si bien los procesos que prevemos están representados como conceptualmente independientes, estos se superponen y evolucionan de forma continua.

Las siete actuaciones aquí descritas no sólo son aplicables a los países de ingresos bajos y medios. Los países de altos ingresos que han alcanzado niveles elevados de cobertura y protección contra los riesgos financieros también deben autoevaluarse continuamente para garantizar que el sistema de financiación consiga sus objetivos frente al cambio permanente de las tecnologías y las actuaciones diagnósticas y terapéuticas, las demandas crecientes y las limitaciones fiscales.

El diseño y la estrategia de aplicación de la financiación sanitaria es un proceso de adaptación continua, más que un progreso lineal hacia una perfección teórica. Se debe comenzar por una exposición clara de los principios e ideales que conducen al sistema de financiación, lo que se entiende por cobertura sanitaria universal en el país determinado. Esto prepara el terreno para el análisis de la situación (actuación 2). La actuación 3 identifica el entorno económico y cómo se puede cambiar esto con el tiempo. Incluye la consideración de cuánto está desembolsando la gente de su propio bolsillo y cuánto se gasta en el sector no gubernamental. La actuación 4 contempla las posibles restricciones del desarrollo y la puesta en marcha de los planes para acercarse a la cobertura universal, mientras que las actuaciones 5 y 6 abarcan la formulación y la puesta en práctica de estrategias detalladas.

El ciclo, tal y como está previsto se completa (actuación 7) cuando un país revisa el avance de sus objetivos planteados (actuación 1), lo que le permite volver a evaluar sus estrategias y diseñar nuevos planes para corregir cualquier problema. Se trata de un proceso basado en el aprendizaje continuo, la realidad práctica de la alimentación del sistema en constante revisión y ajuste.

Los sistemas de financiación sanitaria deben adaptarse, y no sólo porque siempre hay posibilidades de mejorar, sino porque los países también cambian: las características epidemiológicas evolucionan, los recursos van y vienen y las instituciones se transforman o decaen.

Medidas prácticas para los socios externos

Tal como se ha señalado previamente, muchos de los países más pobres no podrán financiar un sistema de cobertura universal con sus propios recursos nacionales durante muchos años, ni siquiera uno con un modesto conjunto de servicios sanitarios. Para permitir que los países más pobres puedan avanzar más rápido, los socios externos tendrán que aumentar sus contribuciones para cumplir sus compromisos internacionales previamente acordados. Sólo con esta acción, se cerraría casi por completo la brecha financiera señalada anteriormente para los 49 países de ingresos bajos y se salvarían más de 3 millones de vidas antes de 2015.

Figura 2. **El proceso de toma de decisiones en la financiación sanitaria**

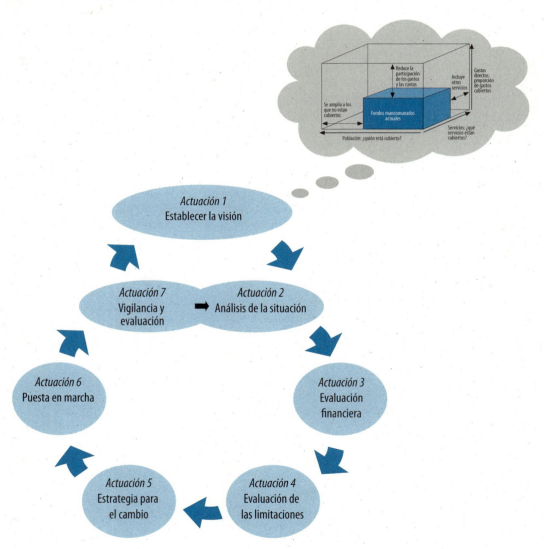

La ayuda oficial al desarrollo (AOD) tradicional puede complementarse con fuentes innovadoras de financiación. Como sugirió el grupo de trabajo de expertos, algunas de las formas innovadoras anteriormente analizadas para recaudar fondos podrían aplicarse también a nivel internacional. Algunas ya se están aplicando, tal y como demostró la campaña MassiveGood de la Fundación Millennium. Muchos de los mecanismos de financiación innovadora no necesitan consenso internacional. Si cada país de ingresos elevados introdujera sólo una de las opciones que se han analizado, podría recaudar niveles importantes de financiación adicional para sustentar un avance más rápido hacia la cobertura universal en los países más necesitados.

Los socios externos también podrían ayudar a fortalecer los sistemas de financiación de los países receptores. En la actualidad, los donantes usan múltiples canales de financiación, lo que supone un aumento considerable de los costes de transacción, tanto a nivel nacional como internacional. Armonizar los sistemas terminaría con muchos mecanismos de auditoría, seguimiento y evaluación que compiten con los sistemas nacionales por los contables, los auditores y los actuarios de seguros. Además, evitaría que el ministerio de sanidad y otros funcionarios públicos invirtieran más tiempo en la ampliación de la cobertura universal.

La comunidad internacional ha progresado al adoptar la Declaración de París, Francia, sobre la Eficacia de la Ayuda y el posterior Programa de Acción de Accra, Ghana. La Alianza Sanitaria Internacional y las iniciativas afines buscan implementar los principios planteados en la declaración y en el programa. No obstante, queda mucho por hacer. Viet Nam informa de que en 2009 hubo más de 400 misiones de donantes para revisar los proyectos sobre la salud o el sector sanitario. Rwanda tiene que informar anualmente sobre 890 indicadores de salud a diferentes donantes, de los cuales 595 están relacionados únicamente con el VIH y la malaria, mientras se están creando nuevas iniciativas mundiales con las secretarías.

Un mensaje de esperanza

El primer mensaje clave de este informe sobre la salud mundial es que no existe una solución mágica para conseguir el acceso universal. No obstante, la gran variedad de experiencias procedentes de todo el mundo nos lleva a pensar que los países pueden avanzar más rápido que en el pasado o pueden tomar medidas para proteger lo que se ha logrado. Recaudar fondos adicionales y diversificar las fuentes de financiación es posible. Así como también es posible alejarse de los pagos directos hacia el prepago y la mancomunación (o asegurar que los esfuerzos para contener el crecimiento de los gastos no aumente, necesariamente, la dependencia de los pagos directos) y ser más eficiente y equitativo en el uso de los recursos.

Los principios están bien establecidos. Se han aprendido las lecciones de los países que han puesto estos principios en práctica. Ahora es el momento de tomar esas lecciones y construir sobre ellas, dado que existe la posibilidad para todos los países de hacer algo con el fin de acelerar o sostener el progreso hacia la cobertura universal. ■

Bibliografía

1. *A global look at public perceptions of health problems, priorities, and donors: the Kaiser/Pew global health survey.* The Henry J Kaiser Family Foundation, 2007 (http://www.kff.org/kaiserpolls/upload/7716.pdf, accessed 23 June 2010).
2. Eurobaromètre standard 72: l'opinion publique dans l'Union Européenne, 2010 (http://ec.europa.eu/public_opinion/archives/eb/eb72/eb72_vol1_fr.pdf, accessed 23 June 2010).
3. *Closing the gap in a generation – health equity through action on the social determinants of health.* Geneva, World Health Organization, 2008 (http://whqlibdoc.who.int/hq/2008/WHO_IER_CSDH_08.1_eng.pdf, accessed 23 June 2010).
4. Resolution WHA58.33. Sustainable health financing, universal coverage and social health insurance. In: *Fifty-eighth World Health Assembly, Geneva, 16–25 May 2005.* Geneva, World Health Organization, 2005 (http://apps.who.int/gb/ebwha/pdf_files/WHA58/WHA58_33-en.pdf, accessed 23 June 2010).
5. Taskforce on Innovative International Financing for Health Systems, Working Group 1. WHO background paper: constraints to scaling up and costs. International Health Partnership, 2009 (http://www.internationalhealthpartnership.net/pdf/IHP%20Update%2013/Taskforce/Johansbourg/Working%20Group%201%20Report%20%20Final.pdf, accessed 23 June 2010).
6. *World social security report 2010/11: providing coverage in the time of crisis and beyond.* Geneva, International Labour Organization, 2010.
7. Leonhardt D. The battle over taxing soda. *The New York Times*, 18 May 2010, B:1.
8. Holt E. Romania mulls over fast food tax. *Lancet*, 2010,375:1070- doi:10.1016/S0140-6736(10)60462-X PMID:20352658
9. *The world health report 2008: primary health care – now more than ever.* Geneva, World Health Organization, 2008.
10. Busse R, Schlette S, eds. *Focus on prevention, health and aging, new health professions.* Gütersloh, Verlag Bertelsmann Stiftung, 2007.

Notas finales

a   En este informe, el término «servicios sanitarios» incluye el fomento, la prevención, el tratamiento y la rehabilitación. Asimismo, incluye tanto los servicios dirigidos al individuo (por ejemplo: vacunación para los niños o tratamiento de la tuberculosis) como los servicios dirigidos a las poblaciones (por ejemplo: campañas mediáticas antitabaco).

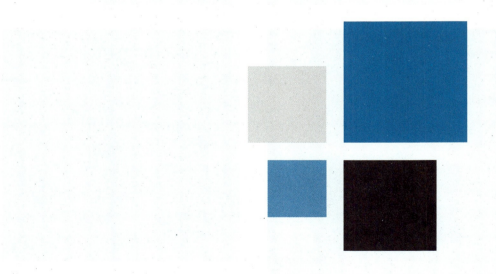

Capítulo 1 | ¿Dónde nos encontramos?

Mensajes importantes

- Mejorar la salud es fundamental para el bienestar humano y esencial para el desarrollo económico y social sostenible. Alcanzar la «mejor asistencia sanitaria posible», como se indica en la Constitución de la OMS, requiere en muchos países un cambio de dirección, o continuar con el camino hacia la cobertura universal, y actuaciones enérgicas para proteger los logros ya conseguidos en otras naciones.

- Para conseguir una cobertura sanitaria universal, los países necesitan sistemas de financiación que permitan a la gente usar todo tipo de servicios sanitarios (promoción, prevención, tratamiento y rehabilitación) sin incurrir en dificultades financieras.

- En la actualidad, millones de personas no pueden utilizar los servicios sanitarios porque tienen que pagar por ellos en el momento en que los reciben. Y muchos de los que sí los utilizan sufren dificultades financieras o, incluso, se han empobrecido al tener que pagarlos.

- El paso progresivo de los pagos directos en el momento de recibir los servicios al prepago es un paso importante para evitar las dificultades financieras asociadas al pago por los servicios sanitarios. La mancomunación de los fondos resultantes facilita el acceso a los servicios necesarios y reparte los riesgos financieros de la enfermedad entre la población.

- Los fondos mancomunados nunca podrán cubrir el 100% de los costes y el 100% de los servicios que necesite el 100% de la población. Los países tendrán que tomar decisiones difíciles sobre la utilización óptima de estos fondos.

- A nivel mundial, estamos muy lejos de lograr la cobertura sanitaria universal. Pero diversos países con niveles de ingresos de todo tipo han registrado progresos importantes en los últimos tiempos hacia ese objetivo, recaudando más fondos para la salud, combinándolos de manera más eficaz para repartir los riesgos financieros y siendo cada vez más eficientes.

1

¿Dónde nos encontramos?

El accidente ocurrió el 7 de octubre de 2006. Narin Pintalakarn salió disparado de su motocicleta al entrar en una curva. Chocó contra un árbol y su cabeza, sin protección, recibió toda la fuerza del impacto. Al cabo de un rato, unos automovilistas que pasaban por allí lo encontraron y lo llevaron a un hospital cercano. Los médicos le diagnosticaron traumatismo craneoencefálico grave y lo remitieron al centro de traumatología, a 65 km de distancia, donde confirmaron el diagnóstico. La exploración por imagen detectó un hematoma subdural con hernia subfacial y tentorial. Pintalakarn se había fracturado el cráneo en varios puntos. Su cerebro se había hinchado, movido y todavía sangraba, por lo que los médicos decidieron operarle. Lo llevaron a una unidad de urgencias y el cirujano le extrajo un trozo del cráneo para aliviarle la presión. También extrajeron un coágulo de sangre. Cinco horas más tarde, conectaron al paciente a un respirador y lo trasladaron a la unidad de cuidados intensivos, donde permaneció durante 21 días. Una vez transcurridos 39 días desde su ingreso se había recuperado lo suficiente como para ser dado de alta.

Lo que llama la atención de esta historia no es lo que dice sobre la capacidad de la medicina moderna para reparar un cuerpo roto. Lo que es digno de mención es el hecho de que este suceso no se produjo en un país perteneciente a la Organización para la Cooperación y Desarrollo Económicos (OCDE), donde el gasto sanitario *per capita* anual está cerca de los US$ 4000, sino en Tailandia, un país donde el gasto *per capita* es de US$ 136, sólo el 3,7% de su Producto Interior Bruto (PIB) (*1*). El paciente tampoco pertenecía a la élite de gobierno, el tipo de personas que, como indicará este informe, suelen ser bien tratadas, independientemente de dónde vivan. Pintalakarn era un trabajador temporal que ganaba sólo US$ 5 al día.

«La legislación tailandesa exige que todos los heridos reciban una atención estándar, sin importar su clase social», dice el Dr. Witaya Chadbunchachai, el cirujano que le realizó la craneotomía a Pintalakarn en el Hospital Regional Khon Kaen de una de las provincias del Noreste del país. Según Chadbunchachai, el personal médico no tiene en cuenta quién va a pagar el tratamiento, por muy caro que sea, porque en Tailandia, el gasto sanitario de todas las personas está cubierto.

En un momento en el que muchos países, incluyendo las principales potencias económicas como China y Estados Unidos de América, están replanteándose la manera de satisfacer las necesidades asistenciales de su población, la cobertura sanitaria universal (qué es, cuánto cuesta y cómo se ha de pagar) preside los debates sobre la prestación de los servicios sanitarios. En este *Informe sobre la salud en el mundo* se examina la cuestión desde el punto de vista financiero y se sugieren las formas en que todos los países, ricos y pobres, pueden mejorar el acceso a servicios sanitarios de buena calidad, evitando que las personas pasen apuros financieros por tener que pagar por la atención sanitaria (Cuadro 1.1).

Los tres puntos fundamentales de la financiación sanitaria son:

1. recaudar suficiente dinero destinado a la salud;
2. eliminar las barreras económicas de acceso y reducir los riesgos financieros de la enfermedad;
3. aprovechar mejor los recursos disponibles (puede ver más detalles en el Cuadro 1.1).

Los servicios sanitarios cuestan dinero porque, de alguna manera, hay que pagar a los médicos, las enfermeras, las medicinas y los hospitales.

Cuadro 1.1. **En qué consiste un sistema de financiación de la salud: una explicación técnica**

La financiación sanitaria es mucho más que recaudar dinero para la salud. También es una cuestión de a quién se le pide que pague, cuándo se paga y cómo se gasta el dinero recaudado.

La recaudación de ingresos es lo que la mayoría de la gente asocia con la financiación de la salud: la forma en que se recauda el dinero para pagar los gastos del sistema sanitario. El dinero suele proceder de los hogares, las organizaciones o las empresas y, a veces, de contribuyentes que están fuera del país (llamados «fuentes externas»). Los recursos se pueden recaudar por medio de impuestos generales o específicos, las contribuciones obligatorias o voluntarias de los seguros médicos, los desembolsos de los pagos directos, tales como cuotas de los usuarios, y las donaciones.

La mancomunación es la acumulación y gestión de los recursos económicos para garantizar que el riesgo financiero de tener que pagar por la asistencia sanitaria es soportado por todos los miembros del fondo común y no solo por las personas que enferman. El objetivo principal de la mancomunidad es la difusión de los riesgos financieros asociados a la necesidad de utilizar los servicios sanitarios. Para integrar un fondo mancomunado, los fondos se tienen que «pagar por adelantado», antes de que se detecte la enfermedad, mediante impuestos y/o seguros, por ejemplo. La mayoría de los sistemas de financiación sanitaria incluye un elemento de mancomunado financiado por el prepago, combinado con los pagos directos de los individuos a los proveedores de servicios, llamados a veces «gastos compartidos».

La **compra** es el pago de los servicios sanitarios. Existen tres formas principales de hacerlo. Una de ellas es que el gobierno entregue los presupuestos directamente a sus propios prestadores de servicios sanitarios (integración de la compra y el suministro), utilizando los ingresos generales del estado y, a veces, las contribuciones de los seguros. La segunda es que una agencia de compras separada institucionalmente (por ejemplo, un fondo de seguros médicos o una autoridad del gobierno) compre los servicios en nombre de una población (la división comprador-proveedor). La tercera es que las personas paguen directamente a un proveedor por los servicios. Muchos países utilizan una combinación de ellas.

Dentro de estas grandes áreas, se puede pagar a los proveedores de servicios sanitarios de muchas maneras diferentes, examinadas detalladamente en el Capítulo 4. La compra también incluye determinar qué servicios deben ser financiados, incluyendo la combinación de prevención, promoción, tratamiento y rehabilitación. Este tema se aborda en el Capítulo 2.

Las etiquetas pueden ser engañosas. Cada país tiene diferentes opciones sobre cómo aumentar los ingresos, cómo ponerlos en común y cómo comprar los servicios. El hecho de que varios países decidan aumentar parte de las rentas públicas destinadas a la salud de las primas obligatorias de los seguros médicos no significa que todos ellos hagan la misma forma de mancomunación . Algunos países tienen un solo fondo (por ejemplo, un fondo nacional para seguridad social), mientras que otros tienen varios, a veces fondos paralelos gestionados por empresas privadas de seguros. Aún cuando los países tienen sistemas de mancomunación similares, sus decisiones para ofrecer o comprar los servicios varían considerablemente. Dos sistemas basados principalmente en el seguro médico pueden funcionar de manera diferente en cuanto a la manera en que reúnen los fondos y los utilizan para garantizar que las personas puedan acceder a los servicios; y ocurre lo mismo en los dos sistemas descritos como sistemas basados en impuestos. Esta es la razón por la que la clasificación tradicional de los sistemas de financiación en sistemas basados en impuestos y seguridad social (o Beveridge *versus* Bismarck) ya no sirve para formular políticas.

Es mucho más importante tener en cuenta las elecciones que deben hacerse en cada fase a lo largo del camino, desde aumentar los ingresos, hasta la mancomunación de los mismos para el gasto. Estas son las opciones que determinan si un sistema de financiación será eficaz, eficiente y equitativo, opciones que se describen en los siguientes capítulos.

Lo más importante: las personas. En todo este trabajo técnico, es importante recordar que las personas son lo más importante. Por un lado, proporcionan los fondos necesarios para pagar los servicios. Por otro, la única razón del aumento de estos fondos es la mejora de la salud y el bienestar de las personas. La financiación sanitaria es un medio para conseguir un objetivo y no un objetivo en sí mismo.

Hoy en día, el gasto sanitario mundial es de unos US$ 5,3 billones al año (*1*). Con la carga de las enfermedades transmisibles (que siguen siendo persistentemente elevadas en algunas partes del mundo) y la prevalencia de las enfermedades no transmisibles (como las enfermedades coronarias, el cáncer y los trastornos crónicos como la obesidad, que está aumentando en todas partes), el gasto sanitario no hace más que aumentar. Esta tendencia se verá agravada por los medicamentos y procedimientos cada vez más avanzados que se están desarrollando para su tratamiento.

Por lo tanto, lo lógico sería que los países más ricos estuvieran en mejores condiciones para prestar estos servicios sanitarios a precios asequibles. De hecho, los países que han conseguido una mayor cobertura universal suelen tener, por lo general, un mayor gasto sanitario. Por ejemplo, los países de la OCDE sólo representan el 18% de la población mundial, pero constituyen el 86% del gasto sanitario del mundo; pocos países de la OCDE gastan menos de US$ 2900 por persona al año.

Pero no todos los países de menores ingresos tienen una menor cobertura. Tailandia es un ejemplo notable de un país que ha mejorado considerablemente la cobertura de los servicios y la protección contra los riesgos económicos de la enfermedad, a pesar de gastar mucho menos en salud que los países con mayores ingresos. Y lo ha conseguido cambiando la forma de recaudar fondos para la salud y reduciendo los pagos directos, como las cuotas de los usuarios (Cuadro 1.2). Tal vez sea este el elemento más importante de la evolución de los sistemas de financiación de la cobertura universal. Muchos países siguen dependiendo excesivamente del pago directo de los ciudadanos a los proveedores de servicios para financiar sus sistemas sanitarios.

Pagos directos

Los pagos directos tienen graves repercusiones en la salud. Tener que pagar en el momento en el que un paciente es atendido disuade a la gente de utilizar los servicios (en particular, la promoción y la prevención sanitaria) y hace que aplacen los controles sanitarios. Esto significa que no reciben un tratamiento temprano, cuando las expectativas de curación son mayores. Se ha estimado que un elevado porcentaje de los 1,3 mil millones de pobres que hay en el mundo no tiene acceso a los servicios sanitarios, simplemente porque no puede pagarlos en el momento en que los necesita (*2*). Como están demasiado enfermos para trabajar, corren el riesgo de verse arrastrados a la pobreza, o hundirse más aún en ella.

Cuadro 1.2. ¿Qué son los pagos directos?

Los honorarios o cargos son cobrados frecuentemente por llevar a cabo las consultas médicas, los procedimientos médicos o de investigación, para pagar los medicamentos y otros suministros, así como para los análisis clínicos.

En función del país, los recaudan las administraciones, las organizaciones no gubernamentales, los centros de salud religiosos y los privados.

A veces son establecidos oficialmente y otras veces no, como los llamados pagos «bajo la mesa». Incluso, a veces, coexisten los dos.

Aun cuando dichos gastos están cubiertos por el seguro, los pacientes necesitan, generalmente, compartir los gastos (normalmente en forma de coaseguros, copagos y/o deducibles); los pagos que tiene que hacer el asegurado tienen que salir de su propio bolsillo en el momento de utilizar el servicio, porque estos gastos no están cubiertos por el plan de seguros.

Los deducibles son la cantidad de gastos que se deben pagar por adelantado antes de que una compañía aseguradora cubra cualquier gasto. Los coaseguros reflejan la proporción subsecuente de los costos que debe pagar la persona asegurada, mientras que los copagos se establecen como una cantidad fija que debe pagar el beneficiario por cada servicio.

Utilizamos el término «pagos directos» para englobar todos estos elementos. Sin embargo, debido a que el término «desembolso» (o pago de bolsillo) suele utilizarse para englobar las mismas ideas, usamos los dos términos indistintamente.

Los pagos directos también perjudican a la economía familiar. Muchas personas que buscan tratamiento y que tienen que pagarlo al instante sufren graves dificultades financieras como consecuencia de ello (3–6). El cálculo aproximado sobre el número de personas que sufren una catástrofe financiera (definida como el gasto directo de más del 40% de los ingresos familiares en la atención sanitaria, una vez cubiertas las necesidades básicas), según los datos procedentes de 89 países, representa casi el 90% de la población mundial (7). En algunos países, hasta un 11% de los ciudadanos sufren este tipo de dificultades financieras graves cada año y hasta un 5% se ven arrastrados a la pobreza porque tienen que pagar los servicios sanitarios en el momento de recibirlos. Estudios recientes muestran que estos desembolsos sanitarios situaron a 100 000 familias de Kenya y Senegal por debajo del umbral de la pobreza en sólo un año. Unas 290 000 familias corrieron esa misma suerte en Sudáfrica (8).

La catástrofe financiera se produce en países con todos los niveles de ingresos, pero es mayor en los que dependen más de los pagos directos como recaudación de fondos para el gasto sanitario (9). Cada año, unos 150 millones de personas de todo el mundo se enfrentan a gastos sanitarios catastróficos, debido a los pagos directos, como las cuotas de usuarios, y 100 millones terminan situándose por debajo del umbral de la pobreza (7).

Este gasto sanitario catastrófico no está necesariamente causado por procedimientos médicos de coste elevado o por un episodio caro único. Para muchos hogares, los pagos relativamente pequeños también pueden producir una catástrofe financiera (10). El efecto del flujo continuo de las facturas médicas, aunque pequeñas, puede llevar a la pobreza a las personas con, por ejemplo, enfermedades crónicas o una discapacidad (11–13).

Estos desembolsos no sólo disuaden a la gente de usar los servicios sanitarios y generan estrés financiero; sino que también hacen que los recursos se utilicen de forma injusta e ineficiente. Se fomenta el uso excesivo en aquellas personas que pueden pagarlos y la infrautilización en quienes no lo pueden hacer (Cuadro 1.3).

Fondos mancomunados

El avance hacia la cobertura universal depende de la recaudación de fondos adecuados que procedan de un conjunto de personas suficientemente amplio, con el apoyo, en caso necesario, de los donantes y los ingresos de las administraciones públicas, y del empleo de estos fondos en los servicios que necesite la población. Cuanta más gente comparta el riesgo financiero de esta forma, menor será el riesgo financiero al que estará expuesta cada persona. En general, cuanto mayor sea el fondo mancomunado, mejor será su capacidad para hacer frente a los riesgos financieros. Siguiendo la misma línea de razonamiento, los fondos mancomunados compuestos por sólo unos pocos participantes tienden a experimentar lo que los expertos denominan «fluctuaciones extremas de la utilización y la demanda» (16).

Para que exista un fondo mancomunado, se debe meter dinero en él, por lo que se hace necesario un sistema de prepago. El prepago significa que la gente paga por adelantado cuando está sana y, más tarde, recurre a los fondos mancomunados cuando se enferman. Existen diferentes maneras de organizar el prepago en el caso de quienes pueden permitírselo (véase el Capítulo 3), pero en todos los países habrá gente que no podrá contribuir financieramente. Los países que más se han acercado a la cobertura sanitaria universal utilizan los ingresos fiscales para cubrir las necesidades sanitarias de estas personas, garantizando que todos puedan acceder a los servicios cuando los necesiten.

Los países se encuentran en diferentes fases del proceso para acceder a la cobertura universal y en diferentes etapas de desarrollo de los sistemas de financiación. Por ejemplo, Rwanda tiene un sistema fiscal que aún está en desarrollo y tres fuertes organizaciones de seguros médicos (Cuadro 1.4) Podría optar por la creación de fondos mancomunados mayores, fusionando posteriormente los fondos individuales.

Ayuda exterior

En los países de ingresos bajos, donde las estructuras de prepago podrían estar subdesarrolladas o resultar ineficientes, y en los que las necesidades sanitarias son enormes, existen muchos obstáculos para obtener fondos suficientes a través del prepago y la mancomunación. Por lo tanto, es esencial que los donantes internacionales les presten su apoyo. Invertir en el desarrollo del prepago y la mancomunación, en vez de limitarse a la financiación de proyectos o programas mediante canales independientes, es una de las mejores maneras para que los donantes puedan ayudar a los países a abandonar el pago de cuotas por parte de los usuarios y mejorar el acceso a la asistencia sanitaria y la protección del riesgo financiero (21, 22).

En los últimos cinco años, muchas agencias bilaterales han empezado a ayudar a los países a desarrollar sus sistemas de

Cuadro 1.4. Compartir el riesgo de la enfermedad: la mutual de seguros en Rwanda

El Gobierno de Rwanda informa que el 91% de la población del país pertenece a uno de los tres planes principales de seguro médico (17). El primero, la *Rwandaise assurance maladie,* es un plan obligatorio de seguridad social para los trabajadores del gobierno, que también está abierto a los trabajadores del sector privado de un modo altruista. El segundo, el plan del Seguro médico militar, cubre las necesidades de todo el personal del ejército. El tercero, y el más importante para la cobertura de la población, es el grupo de *Assurances maladies communautaires,* una mutual de seguros cuyos miembros viven, predominantemente, en zonas rurales y trabajan en el sector informal. Estos planes de mutuales de seguros han crecido rápidamente en los últimos 10 años y ahora cubren a más del 80% de la población. Aproximadamente el 50% de la financiación de las mutuales de seguros procede de las primas de los miembros, mientras que la otra mitad está subvencionada por el gobierno a través de una combinación de los ingresos fiscales generales y la ayuda de los donantes (18).

Los planes de seguros no cubren todos los costes sanitarios: las familias todavía tienen que pagar de su bolsillo una parte de los gastos y la oferta de servicios disponibles no es, evidentemente, tan amplia como en los países más ricos. Sin embargo, han tenido un fuerte impacto. El gasto sanitario *per capita* subió de US$ 11 en 1999 a US$ 37 en 2007; el porcentaje creciente de población cubierta por algún tipo de seguro médico se ha traducido en un aumento de la utilización de los servicios sanitarios y, lo más importante de todo, en mejoras de los resultados médicos medidos, por ejemplo, con la disminución de la mortalidad infantil (19).

Sigue habiendo retos en la etapa inicial de su desarrollo, que incluyen: hacer más asequibles las contribuciones de los más pobres, aumentando la oferta de servicios ofrecidos y la proporción de gastos totales cubiertos, y mejorar la gestión económica. Rwanda también está trabajando para armonizar los distintos mecanismos de financiación, en parte mediante el desarrollo de un marco jurídico nacional que rija la seguridad social (20).

financiación sanitaria con el fin de alcanzar la cobertura universal. Estas agencias también han comenzado a determinar en qué medida puede ayudar a este proyecto su asistencia de financiación externa, en vez de obstaculizarlo. Esto se refleja en la adopción de la Declaración de París, Francia sobre la Eficacia de la Ayuda y el posterior Programa de Acción de Accra, Ghana. La Alianza Sanitaria Internacional y las iniciativas relacionadas tratan de poner en práctica estos principios en el sector sanitario, con el objetivo de movilizar a los países donantes y a otros socios en desarrollo en torno a una única estrategia sanitaria nacional definida por los países (*23*, *24*).

En el camino hacia la cobertura universal

Numerosos países están reformando la manera de financiar la atención sanitaria, a medida que avanzan hacia la cobertura universal, entre ellos, dos de las economías mundiales más importantes, China y los Estados Unidos de América.

El Gobierno chino anunció en abril de 2009 sus planes para ofrecer servicios sanitarios «seguros, eficaces, apropiados y asequibles» a todos los residentes urbanos y rurales en 2020 (*25*). Si éstos se cumplen en su totalidad, la reforma acabará con los mecanismos sanitarios basados en el mercado introducidos en 1978. El gobierno había ofrecido previamente a la población unos servicios sanitarios básicos, aunque esencialmente gratuitos. Pero el nuevo enfoque basado en el mercado tuvo como consecuencia un aumento importante de los pagos directos (desde poco más del 20% del gasto sanitario total en 1980 al 60% en 2000), haciendo que mucha gente tuviera que enfrentarse a gastos sanitarios catastróficos. El nuevo enfoque también implicó que los hospitales tuvieran que sobrevivir a partir de los pagos de los pacientes, lo que presionó a los médicos a prescribir medicamentos y tratamientos en base a su potencial de generación de ingresos, en lugar de por su eficacia clínica.

El gobierno tomó medidas para abordar estas cuestiones. Las últimas reformas se centran en los Nuevos Programas de Cooperación Médica, iniciados en 2003 para cubrir las necesidades de las poblaciones rurales, y el programa del Seguro Médico Básico para Residentes Urbanos, puesto a prueba en 79 ciudades en 2007. El gobierno quiere reducir la dependencia de los pagos directos y aumentar el porcentaje de población cubierta por un seguro formal, del 15% en 2003 al 90% en 2011, además de ampliar el acceso a los servicios y la protección contra los riesgos financieros a largo plazo (*26*).

Las reformas recientes de financiación sanitaria llevadas a cabo en los Estados Unidos de América ampliarán la cobertura de unos 32 millones de ciudadanos no asegurados, estimada para 2019 (*27*). Se utilizarán numerosas estrategias para lograr este objetivo. Las aseguradoras privadas ya no podrán rechazar a los solicitantes basándose, por ejemplo, en el estado de salud, y las primas de las personas y las familias de ingresos bajos estarán subvencionadas (*28*).

Muchos países de ingresos bajos-medios también han realizado progresos importantes al desarrollar sus sistemas de financiación en el camino hacia la cobertura universal. Estos incluyen ejemplos bien conocidos, como Chile, Colombia, Cuba, Rwanda, Sri Lanka y Tailandia, pero también Brasil, Costa Rica, Ghana, Kirguistán, Mongolia y la República de Moldova (*6*, *20*,

29–38). Al mismo tiempo, Filipinas, Gabón, Malí, la República Democrática Popular de Lao, Túnez y Viet Nam (*39–44*) han ampliado las diversas modalidades de prepago y mancomunación para aumentar la protección, especialmente de los pobres, frente a los riesgos financieros.

En el otro extremo de la escala de ingresos, 27 países de la OCDE cubren a todos sus ciudadanos con un conjunto de intervenciones procedente de los fondos mancomunados, mientras que México, con su sistema voluntario de seguro médico, el Seguro Popular, y Turquía, con su Programa de Reforma Sanitaria, se están acercando a ella (*45–47*).

Cada uno de estos países ha avanzado hacia la cobertura universal de diferentes maneras y a ritmos diferentes. Algunas veces, sus sistemas han evolucionado a lo largo de grandes periodos, a menudo enfrentados a la oposición, y a veces el camino ha sido más corto y rápido (*21, 48*).

Por ejemplo, la República de Corea comenzó su camino en la década de los 60. La primera inversión estaba centrada en la construcción de infraestructuras, pero el programa se amplió de manera significativa en 1977, con un fuerte apoyo político de alto nivel (*49*). Siguió con una constante expansión de los sistemas sanitarios basados en el empleo, empezando por las empresas que contrataban a más de 500 empleados, acortando la cadena corporativa hasta las empresas con sólo 16 y, más recientemente, llegando a las que sólo tienen un empleado a tiempo completo. En 1981 se incluyó en el sistema a los funcionarios públicos y los maestros, teniendo un papel importantísimo en el aumento de la sensibilización del resto de la población. Esto ayudó, a su vez, a situar la cobertura universal en el centro de la actividad política en 1988, cuando la inclusión en los programas de bienestar social era una cuestión fundamental de la campaña presidencial. En 1989, la cobertura se amplió al resto de la población, los sin techo, los trabajadores autónomos y los residentes rurales (*50*). Desde entonces, el sistema ha tratado de ampliar la oferta de servicios y la proporción de los gastos cubiertos por el sistema de seguros.

Mantenimiento de los logros alcanzados

Avanzar más rápidamente hacia la cobertura universal es un desafío, pero mantener los logros ya realizados puede ser igualmente difícil. Algunos países han adaptado sus sistemas de financiación a las circunstancias en continuo cambio. Ghana, por ejemplo, empezó a ofrecer asistencia médica gratuita a su población tras declarar su independencia en 1957, a través de las instalaciones financiadas por el gobierno. Al principio de los 80 abandonó este sistema, al tener que hace frente a la grave escasez de recursos, antes de introducir, más recientemente, una modalidad de seguro nacional (Cuadro 1.5).

Chile también ha pasado por diferentes etapas. Después de instaurar un servicio de salud nacional financiado por el estado durante 30 años, en 2000 optó por una propuesta combinada público-privada de seguro médico, garantizando el acceso universal al tratamiento de calidad para un conjunto de enfermedades definidas explícitamente. Este número de enfermedades se ha ido ampliando con el tiempo y los más necesitados han sido los que más se han beneficiado de dicho seguro (*29*).

Todos los países se enfrentan a la creciente demanda de mejores servicios, las amenazas de las enfermedades y una lista cada vez mayor de tecnologías y medicamentos, que suelen ser caros, para mantener o mejorar la salud. Los costes crecen continuamente y más rápidamente que los ingresos nacionales, presionando a los gobiernos a limitar sus gastos.

Cobertura universal: las dos opciones

Muchos países que se encuentran en diferentes etapas de desarrollo económico han demostrado que se pueden hacer progresos importantes para llegar a la cobertura universal. Sin embargo, el mundo en su conjunto todavía tiene un largo camino por recorrer. Para saber dónde nos encontramos en la actualidad, debemos centrarnos en los dos elementos clave de la cobertura sanitaria universal que se han descrito anteriormente: el acceso financiero a los servicios sanitarios esenciales y la ampliación de la protección contra los riesgos financieros de las personas que los usan (Cuadro 1.3).

Tal y como se ha mencionado previamente, se estima que 150 millones de personas de todo el mundo tienen problemas financieros graves cada año y que 100 millones se ven arrastradas a la pobreza por los pagos directos de los servicios sanitarios. Esto indica una ausencia generalizada de protección contra los riesgos financieros, una deficiencia que afecta más a los países de ingresos bajos, pero que no se limita solamente a ellos. En seis países de la OCDE, más del 1% de la población (casi cuatro millones de personas) tiene que hacer frente a gastos catastróficos, aunque la incidencia supera el cinco por 1000 de los habitantes en otros cinco países (7).

Por otra parte, la deuda médica es la causa principal de quiebra económica personal en los Estados Unidos de América. En 2008, investigadores de Harvard llegaron a la conclusión de que la enfermedad o las facturas médicas habían contribuido hasta en un 62% en las quiebras del año anterior (52). Muchas de estas personas tenían algún tipo de seguro médico, pero los beneficios ofrecidos eran insuficientes para protegerles frente a los elevados desembolsos. Esta evolución no está vinculada a la actual recesión económica; las facturas médicas ya eran responsables del 50% de las quiebras en los Estados Unidos de América en 2001.

A escala mundial, las quiebras por causas médicas todavía no

Cuadro 1.5. **Ghana: diferentes etapas de las reformas de financiación sanitaria**

Después de la independencia en 1957, Ghana prestó asistencia médica a su población a través de una red de centros de atención primaria. El sistema estaba financiado por los impuestos generales y recibió cierto grado de apoyo de los donantes externos. No se cobraba por los servicios. En la década de los 80 el país liberalizó su sector sanitario, como parte de un plan más amplio de reformas estructurales, para hacer frente al empeoramiento de las condiciones económicas. La liberalización condujo al afloramiento masivo de proveedores privados de atención sanitaria que, junto con la introducción de cobros para cubrir parte de los costos de los servicios gubernamentales, conllevó un fuerte descenso del uso de los servicios de salud, especialmente entre los pobres. Los que solicitaban un tratamiento pagado de su propio bolsillo se arriesgaban a menudo a la ruina financiera (51).

Más recientemente, el pago de bolsillo comenzó a disminuir como porcentaje del gasto sanitario total, ya que el país trata de invertir esta tendencia. El proceso comenzó con las exenciones de los cobros a los usuarios para enfermedades como la lepra y la tuberculosis, así como para la inmunización y la atención prenatal. Ghana tampoco aplica cargos a las personas con ingresos sumamente bajos. En 2004 se introdujo el Plan Nacional de Seguro Médico y en junio de 2009, el 67,5% de la población se había registrado en él (35). Entre 2005 y 2008, el número de visitas de consulta externa dentro del país aumentó un 50%, desde unos 12 millones a 18 millones, mientras que los ingresos hospitalarios aumentaron un 6,3%, desde 0,8 millones a casi 0,85 millones.

Por el momento, cada uno de los planes provinciales de mutuales de seguros que conforman el sistema nacional constituye un grupo diferenciado de riesgo. La fragmentación es, por lo tanto, un problema persistente, como lo es la sostenibilidad. Pero Ghana está comprometida a corregir el abandono de la cobertura universal durante las últimas décadas.

constituyen una preocupación importante, bien sea porque el acceso a la financiación sanitaria es adecuado o porque el crédito formal está fuera del alcance de la mayoría de la población (*53, 54*). Sin embargo, si los pagos directos siguen siendo elevados y aumenta el acceso a los créditos, es probable que se convierta en un problema.

La reducción de la incidencia de problemas financieros relacionados con los pagos directos es un indicador fundamental del avance hacia la cobertura universal. No obstante, los estudios nacionales indican ocasionalmente pequeñas crisis financieras o empobrecimiento entre los más desfavorecidos porque, simplemente, no pueden permitirse el lujo de utilizar los servicios sanitarios (*55, 56*). La medida en que la gente tiene la posibilidad de utilizar los servicios necesarios también es, por lo tanto, un indicador importante de la salud del sistema de financiación.

Los datos disponibles sobre el acceso financiero a los servicios sanitarios son escasos, si bien hay información sobre la cobertura de algunas intervenciones esenciales. Esto nos puede dar pistas sobre el grado en el que las barreras financieras impiden que las personas utilicen los servicios. Por ejemplo, la inmunización de los niños menores de un año de edad con la vacuna contra la difteria, el tétanos y las tos ferina (DPT3) salva la vida de muchos de ellos; mientras que la presencia de personal sanitario capacitado en la atención al parto es crucial para salvar la vida, tanto de los recién nacidos, como de las madres. La información referente al porcentaje de niños totalmente inmunizados con la DPT3 y la proporción de partos atendidos por personal sanitario cualificado está ampliamente difundida.

La Figura 1.1 muestra los datos de la cobertura de ambas intervenciones, en la que cada valor numérico representa un país y están ordenados de menor a mayor en el eje de abscisas. Muchos países alcanzan, o casi consiguen, una cobertura del 100% en ambas interventiones, aunque existe una variación considerable entre países. En un extremo encontramos 16 países en los que menos del 40% de las mujeres tienen a sus bebés en presencia de un profesional sanitario cualificado para salvar sus vidas, en el caso de que surja una complicación. La cobertura de la vacunación para la DPT3 es inferior al 40% en siete países. Esto sugiere que las desigualdades en la cobertura son considerables en todos los países y que son mayores en el caso de los servicios que requieren más infraestructuras y profesionales cualificados (como el parto) que para otras intervenciones (como la inmunización) (*57*).

Las diferencias de la cobertura (y los resultados sanitarios) también existen dentro de los propios países. Las encuestas demográficas y de

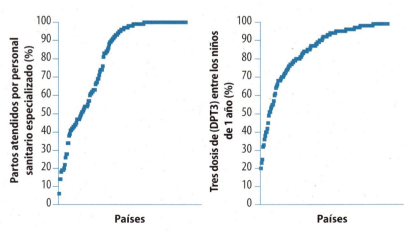

Figura 1.1. **Cobertura de los partos atendidos por personal sanitario cualificado e inmunización contra la difteria, el tétanos y la tos ferina (DPT3) por países; datos del último año disponible[a]**

[a] Ordenados de menor a mayor cobertura.
Fuente: (*19*).

salud revelan marcadas diferencias entre los grupos de ingresos de muchos países de ingresos bajos. De nuevo, se producen mayores diferencias en el acceso al personal sanitario cualificado durante el parto que en la inmunización infantil. Salvo excepciones, los más ricos, incluso en países de bajos ingresos, tienen un acceso a los servicios semejante al de los países de ingresos elevados. Los necesitados, sin embargo, casi siempre tienen mayores carencias que los acaudalados, aunque el grado varía. En algunos lugares, la cobertura de la DPT3 entre la gente sin recursos puede ser tan baja que representa el 10% de la de los ricos (58).

La utilización de los servicios sanitarios también varía de manera importante entre diversos países y dentro de los mismos (59, 60). Los datos incluidos en la Encuesta Mundial de Salud procedentes de 52 países, incluyendo todos los niveles de ingresos, mostraron que, durante el periodo de cuatro semanas previo a la encuesta, la utilización osciló entre menos del 10% de la población y más del 30% (58). En algunos lugares, las personas más adineradas afirmaron utilizar estos servicios más del doble que los pobres, a pesar de que estos últimos los necesitan mucho más.

Si bien los datos citados son un indicador de la cobertura, no ofrecen idea alguna sobre la calidad de la asistencia. Donde existe, la evidencia sugiere que las desigualdades son aún más acentuadas en la calidad del servicio prestado. Dicho de otro modo, la gente con pocos recursos de los países pobres no solamente están excluidos de estos servicios en gran medida, sino que cuando reciben la asistencia, es probable que ésta sea de una calidad inferior a la proporcionada a las personas más ricas (61).

Estos indicadores generales ofrecen una imagen aleccionadora, según la cual millones de personas, en su mayoría pobres, no pueden utilizar los servicios que necesitan, mientras que muchos millones más se enfrentan a graves dificultades financieras por tener que pagar por los servicios sanitarios. Es evidente que las causas de una cobertura escasa y desigual no se encuentran únicamente en el sistema de financiación, pero en este informe sostenemos que la cobertura podría ser considerablemente mayor si se dispusiera de fondos adicionales, dependiera en menor medida de los pagos directos para recaudar fondos y fuera más eficiente, todas ellas cuestiones financieras.

Varios países aumentan la protección contra el riesgo financiero más allá de la proporcionada por el sistema de financiación sanitaria, facilitando un elemento de seguridad financiera cuando la gente no puede trabajar por razones de salud (porque estén enfermos o hayan tenido un bebé). La Organización Internacional del Trabajo (OIT) recopila información sobre el derecho a la licencia remunerada por enfermedad en el caso de una enfermedad, así como sobre el derecho a la licencia remunerada por maternidad. En 2007, 145 países concedieron el derecho a la licencia remunerada por enfermedad, aunque su duración y compensación económica difería notablemente. Únicamente el 20% de los países repuso el 100% de los ingresos perdidos, y el resto ofrecieron entre el 50% y el 75%. La mayoría de los países conceden un mes o más de licencia remunerada por enfermedad al año, en el caso de enfermedades graves, pero más de 40 limitan los pagos a menos de un mes (62).

Muchos países industrializados otorgan el derecho de licencia remunerada por maternidad a las trabajadoras del sector formal, pero la duración de la licencia y la naturaleza de los pagos también varían sustancialmente. Y aunque en teoría existe el derecho de licencia remunerada por maternidad, pocos países de ingresos bajos y medios disponen de informes sobre algún tipo de apoyo económico para las mujeres que tienen derecho al mismo (Cuadro 1.6).

La protección económica frente a la incapacidad laboral por enfermedad o embarazo suele estar disponible sólo para los trabajadores del sector formal. En los países de ingresos bajos, el 50% de la población en edad laboral suele trabajar en el sector informal y no tienen acceso a la remuneración de los ingresos en estos casos (63).

Aunque este informe se centra en la protección del riesgo financiero vinculado a la obligación de pagar por los servicios sanitarios, ésta es una parte importante de los esfuerzos realizados a nivel general para garantizar la protección social en salud. Como tal, la OMS es un patrocinador conjunto con la Organización Internacional del Trabajo y un participante activo en la iniciativa de las Naciones Unidas para ayudar a los países a desarrollar redes de protección social integrales. Estos programas incluyen la protección contra los riesgos financieros mencionados en este informe y los aspectos más amplios de sustitución de ingresos y apoyo social en el caso de enfermedad (64).

> **Cuadro 1.6. La protección del riesgo financiero y la sustitución de ingresos: la licencia por maternidad**
>
> El elemento central de la protección de la maternidad, que garantiza a las mujeres un período de descanso cuando nace un niño (junto con los medios para mantenerse ella misma y a su familia, y tener la garantía de que luego podrá reincorporarse a su trabajo) es la prestación económica que sustituye los ingresos regulares de la madre, durante un periodo de embarazo definido y después del parto. Las prestaciones económicas no suelen sustituir los ingresos previos, pero aún así, son una medida importante de protección social, sin la que el embarazo y el parto podrían plantear dificultades económicas a muchas familias. La licencia por maternidad y el sistema de sustitución de ingresos asociados a la misma también pueden tener consecuencias indirectas sobre la salud; sin estas medidas, las mujeres pueden verse obligadas a trabajar de nuevo demasiado pronto tras el parto, antes de que sea aconsejable hacerlo desde el punto de vista médico.
>
> La mayoría de los países industrializados asignan una gran cantidad de recursos a la licencia por maternidad. Noruega invirtió en 2007 más que cualquier otro país, asignando US$ 31 000 por niño al año, con un total de US$ 1,8 mil millones. Mientras que la mayoría de los países de ingresos bajos y medios informan de un gasto cero en licencia por maternidad, a pesar del hecho de haber promulgado varias leyes que la garanticen. Esto puede deberse a que no se hacen cumplir las leyes, pero también puede explicarse por el hecho de que, en algunos países, la licencia por maternidad no conlleva ningún elemento de sustitución de ingresos.
>
> Fuente: Organización Internacional del Trabajo.

Tomar las decisiones correctas

No hay una sola manera de crear un sistema de financiación para lograr una cobertura universal. Todos los países deben tomar decisiones y aceptar compromisos, sobre todo relacionados con la forma en que se utilizan los fondos mancomunados. Representa un reto constante equilibrar las prioridades: los fondos suelen ser escasos, sin embargo la población siempre exige más y las tecnologías empleadas para mejorar la salud están en constante expansión. Tales conflictos obligan a los responsables políticos a hacer concesiones en tres áreas principales (Figura 1.2): el porcentaje de población que hay que cubrir, la oferta de servicios que se ha de conseguir y el porcentaje de gastos totales que se debe alcanzar.

El cuadro etiquetado «fondos mancomunados corrientes» describe la situación en un país hipotético, en el que casi la mitad de la población está cubierta con la mitad de los servicios disponibles, pero donde menos de la mitad del coste de estos servicios se sufragan con fondos comunes. Para acercarse a la cobertura universal, el país tendría que ampliar la cobertura a más personas, ofrecer más servicios y/o pagar una mayor parte del gasto de los fondos mancomunados.

En los países europeos con seguridad social sanitaria establecida desde hace tiempo, este cuadro «fondos comunes actuales» ocupa casi todo el espacio. Pero en ninguno de los países de altos ingresos, de los que se suele decir que han alcanzado la cobertura universal, se cubre al 100% de la población con el 100% de los servicios, que podrían estar disponibles con el 100% del gasto, sin listas de espera. Cada país cubre este cuadro a su manera, compensando los servicios y los costes a partir de los fondos mancomunados. Los tiempos de espera para acceder a los servicios pueden variar enormemente de un país a otro; es posible que algunos servicios caros no se ofrezcan y que los ciudadanos contribuyan en un porcentaje diferente de los gastos con pagos directos.

Sin embargo, en estos países todos tienen acceso a un conjunto de servicios (prevención, promoción, tratamiento y rehabilitación) y casi todo el mundo está protegido contra los graves riesgos financieros, gracias al prepago y la mancomunación de fondos. Los fundamentos son los mismos, aunque difieran las características específicas: están adaptados a las expectativas de la población y los profesionales sanitarios, el entorno político y la disponibilidad de fondos.

Los países tomarán diferentes caminos hacia la cobertura universal, en función de dónde y cómo empiecen, y tomarán distintas decisiones a lo largo de los tres ejes indicados en la Figura 1.2. Por ejemplo, en los escenarios en los que hoy en día, excepto la élite, todos están excluidos de los servicios de salud, avanzar rápidamente hacia un sistema que cubra a todo el mundo, ricos o pobres, puede ser una prioridad, incluso si la lista de servicios y la proporción de gastos cubiertos por los fondos comunes es relativamente pequeña (*21, 66*). Mientras tanto, en un sistema de amplio alcance, con apenas unos cuantos focos de exclusión, el país podrá optar en un principio por un enfoque específico, identificando a los que están excluidos y tomando medidas para asegurarse de que queden cubiertos. En tales casos, pueden cubrir más servicios para los más necesitados y/o cubrir un mayor porcentaje de los gastos.

Muchos países que inician el camino hacia la cobertura universal comienzan dirigiéndose a los grupos empleados en el llamado «sector formal», porque estos grupos son más fáciles de identificar. Pero en este abordaje específico hay aspectos negativos: puede dar lugar a sistemas de dos niveles, empeorando las condiciones de los que han quedado sin cubrir y, por conseguir un éxito parcial, puede reducir el impulso necesario para una reforma más radical.

Estas cuestiones se examinarán con más detalle en el Capítulo 3.

Figura 1.2. **Tres dimensiones a tener en cuenta en el avance hacia la cobertura universal**

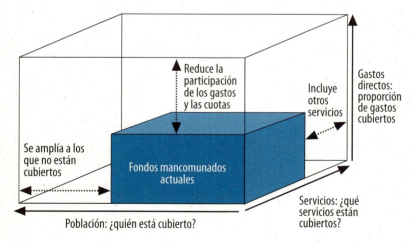

Fuente: adaptado de (*21, 65*).

De cara al futuro

La Constitución de la OMS describe el derecho fundamental de todo ser humano a disfrutar «de la mejor asistencia sanitaria posible». La cobertura universal es la mejor manera de alcanzar ese derecho. Es fundamental para el Principio de Salud para Todos, fijado hace más de 30 años en la Declaración de Alma-Ata (Kazajstán). La declaración reconoció que la promoción y la protección de la salud también eran esenciales para el desarrollo económico y social sostenible, contribuyendo a una mejor calidad de vida, la seguridad social y la paz. El principio de cobertura universal se ratificó en el *Informe Mundial de la Salud 2008* sobre la atención primaria a la salud y en la resolución posterior de la Asamblea Mundial de la Salud (*67*), y fue expuesta por la Comisión de 2008 sobre Determinantes Sociales de la Salud y la resolución posterior de la Asamblea Mundial de la Salud sobre ese tema (*68*).

Este informe reitera estas antiguas convicciones, que se han hecho más profundas a medida que los países luchan con sus sistemas de financiación sanitaria. Además de tratar cuestiones técnicas relacionadas específicamente con la financiación de los sistemas sanitarios, el informe sitúa la justicia y la humanidad en el centro de la cuestión. El enfoque es práctico y optimista: todos los países, en todas las etapas de desarrollo, pueden tomar medidas para avanzar más rápidamente hacia la cobertura universal y mantener sus logros.

Para preparar la senda hacia la cobertura universal, hay tres puntos que no han de olvidarse:

1. Los sistemas sanitarios son «sistemas complejos adaptables», en los que las relaciones no son predecibles y sus componentes interactúan de maneras inesperadas. Los participantes del sistema necesitan aprender y adaptarse constantemente a pesar, a menudo, de su resistencia al cambio (*69*). Aunque ofrecemos varias vías para la cobertura universal, los países tendrán que esperar lo inesperado.
2. La planificación de una carrera hacia la cobertura universal requiere que los países evalúen primero su situación actual. ¿Existe un compromiso político y comunitario suficiente para lograr y mantener la cobertura universal de la salud? Esta pregunta tendrá diferentes significados en función del contexto, pero eliminará las actitudes predominantes respecto a la solidaridad social y la autosuficiencia. Para crear una cobertura sanitaria universal se requiere un cierto grado de solidaridad social, puesto que cualquier sistema eficaz de protección financiera para toda la población se basa en la disposición de los ricos para subvencionar a los pobres, y la de los sanos para subvencionar a los enfermos. Investigaciones recientes sugieren que la mayoría de las sociedades, si no todas, tienen un concepto de solidaridad social cuando se trata del acceso a los servicios de salud y a los costes de la asistencia sanitaria, aunque la naturaleza y el alcance de estos sentimientos varía según el entorno (*70*). Dicho de otra manera, toda sociedad tiene una noción de justicia social que pone un límite al nivel de desigualdad aceptable (*71*).
3. Entonces, los responsables políticos tienen que decidir qué porcentaje de los costes provendrán de los fondos mancomunados a largo plazo y cómo equilibrar las ventajas y desventajas inevitables de su uso, la

interrelación entre los porcentajes de población, los servicios y los gastos que se puedan cubrir. En el caso de los países que se enfoquen en mantener los logros que tanto costaron conseguir, serán cruciales la vigilancia y el ajuste continuos para hacer frente a la rápida evolución de las tecnologías y al cambio de las viejas estructuras y los patrones de las enfermedades.

Los siguientes tres capítulos presentan formas prácticas de:

- recaudar más fondos para la salud cuando sea necesario, o mantener la financiación frente a necesidades y exigencias a encarar;
- establecer o mantener un nivel adecuado de protección del riesgo financiero para que la gente que necesite los servicios no deje de acudir a ellos y no estén sujetos a gastos catastróficos o al empobrecimiento al hacerlo;
- mejorar la eficiencia y la equidad del empleo de los fondos, garantizando de manera eficaz que los fondos disponibles estén más orientados hacia la consecución del objetivo de cobertura sanitaria universal.

El último capítulo describe brevemente los pasos prácticos que todos los países y los socios internacionales pueden dar para recaudar fondos suficientes, lograr una puesta en común óptima y utilizar los recursos disponibles de manera eficiente a lo largo del camino que lleva hacia la cobertura universal. ■

Bibliografía

1. National health accounts [online database]. Geneva, World Health Organization, 2010 (http://www.who.int/nha, accessed 23 June 2010).

2. Preker A et al. Rich-poor differences in health care financing. In: Preker A, Carrin G, eds. *Health financing for poor people: resource mobilization and risk-sharing*. Washington, DC, The World Bank, 2004.

3. Su TT, Kouyaté B, Flessa S. Catastrophic household expenditure for health care in a low-income society: a study from Nouna District, Burkina Faso. *Bulletin of the World Health Organization*, 2006,84:21-27. PMID:16501711

4. Wagstaff A. The economic consequences of health shocks: evidence from Vietnam. *Journal of Health Economics*, 2007,26:82-100. doi:10.1016/j.jhealeco.2006.07.001 PMID:16905205

5. van Doorslaer E et al. Catastrophic payments for health care in Asia. *Health Economics*, 2007,16:1159-1184. doi:10.1002/hec.1209 PMID:17311356

6. Baeza C, Packard T. *Beyond survival: protecting households from health shocks in Latin America*. Washington, DC, The World Bank, 2006.

7. Xu K et al. Protecting households from catastrophic health spending. *Health Aff (Millwood)*, 2007,26:972-983. doi:10.1377/hlthaff.26.4.972 PMID:17630440

8. *Social health protection: an ILO strategy towards universal access to health care*. Geneva, International Labour Organization, 2008 (http://www.ilo.org/public/english/protection/secsoc/downloads/policy/policy1e.pdf, accessed 06 July 2010).

9. Xu K et al. Household catastrophic health expenditure: a multicountry analysis. *Lancet*, 2003,362:111-117. doi:10.1016/S0140-6736(03)13861-5 PMID:12867110

10. Knaul FM et al. Evidence is good for your health system: policy reform to remedy catastrophic and impoverishing health spending in Mexico *Salud Pública de México*, 2007,49:Suppl 1S70-S87. PMID:17469400

11. Yip W, Hsiao WC. Non-evidence-based policy: how effective is China's new cooperative medical scheme in reducing medical impoverishment? *Social Science & Medicine (1982)*, 2009,68:201-209. doi:10.1016/j.socscimed.2008.09.066 PMID:19019519

12. Xu K, Saksena P, Durairaj V. *The drivers of catastrophic expenditure: outpatient services, hospitalization or medicines?* World health report 2010 background paper, no. 21 (http://www.who.int/healthsystems/topics/financing/healthreport/whr_background/en).

13. *World report on disability and rehabilitation*. Geneva, World Health Organization (unpublished).

14. Carrin G, James C, Evans DB. *Achieving universal health coverage: developing the health financing system.* Geneva, World Health Organization, 2005.

15. Resolution WHA58.33. Sustainable health financing, universal coverage and social health insurance In: *Fifty-eighth World Health Assembly, Geneva, 16–25 May 2005* (WHA58/2005/REC/1).

16. *Wading through medical insurance pools: a primer.* The American Academy of Actuaries, 2006 (http://www.actuary.org/pdf/health/pools_sep06.pdf, accessed 06 July 2010).

17. *Annual report 2008.* Ministry of Health, Republic of Rwanda, 2009 (http://www.moh.gov.rw/index.php?option=com_docman&task=doc_download&gid=116&Itemid=14, accessed 06 July 2010).

18. Fernandes Antunes A et al. *Health financing systems review of Rwanda- options for universal coverage.* World Health Organization and Ministry of Health, Republic of Rwanda, 2009.

19. *World health statistics 2010.* Geneva, World Health Organization, 2010.

20. Musango L, Doetinchem O, Carrin G. *De la mutualisation du risque maladie à l'assurance maladie universelle: expérience du Rwanda.* World Health Organization, 2009 (http://www.who.int/health_financing/documents/dp_f_09_01-mutualisation_rwa.pdf, accessed 06 July 2010).

21. *The world health report 2008: primary health care – now more than ever.* Geneva, World Health Organization, 2008.

22. Kalk A et al. Health systems strengthening through insurance subsidies: the GFATM experience in Rwanda. *Tropical medicine & international health : TM & IH,* 2010,15:94-97. PMID:19917038

23. International Health Partnership: a welcome initiative. *Lancet,* 2007,370:801- doi:10.1016/S0140-6736(07)61387-7 PMID:17826149

24. *The International Health Partnership and related initiatives (IHP+).* (http://www.internationalhealthpartnership.net/en/home, accessed 06 July 2010).

25. Meng Q, Tang S. *Universal coverage of health care in China: challenges and opportunities.* World health report 2010 background paper, no. 7 (http://www.who.int/healthsystems/topics/financing/healthreport/whr_background/en).

26. Barber LS, Yao L. *Health insurance systems in China: a briefing note.* World health report 2010 background paper, no. 37 (http://www.who.int/healthsystems/topics/financing/healthreport/whr_background/en).

27. *Letter to Nancy Pelosi on H.R. 4872, Reconciliation act of 2010 (final health care legislation).* Washington, DC, Congressional Budget Office, US Congress, 2010 (http://www.cbo.gov/ftpdocs/113xx/doc11379/AmendReconProp.pdf, accessed 07 July 2010).

28. *Focus on health: summary of new health reform law.* Washington, DC, The Henry J. Kaiser Family Foundation, 2010 (http://www.kff.org/healthreform/upload/8061.pdf, accessed 07 July 2010).

29. Missoni E, Solimano G. *Towards universal health coverage: the Chilean experience.* World health report 2010 background paper, no. 4 (http://www.who.int/healthsystems/topics/financing/healthreport/whr_background/en).

30. Whiteford LM, Branch LG. *Primary health care in Cuba: the other revolution.* Lanham, Rowman and Littlefield Publishers, 2008.

31. Rannan-Eliya R, Sikurajapathy L. *Sri Lanka: "Good practice" in expanding health care coverage.* Colombo, Institute for Health Policy, 2008 (Research Studies Series No. 3; http://www.ihp.lk/publications/docs/RSS0903.pdf, accessed 08 July 2010).

32. Damrongplasit K, Melnick GA. Early results from Thailand's 30 Baht Health Reform: something to smile about. *Health Aff (Millwood),* 2009,28:w457-w466. doi:10.1377/hlthaff.28.3.w457 PMID:19336469

33. Macinko J, Guanais FC, de Fátima M, de Souza M. Evaluation of the impact of the Family Health Program on infant mortality in Brazil, 1990–2002. *Journal of Epidemiology and Community Health,* 2006,60:13-19. doi:10.1136/jech.2005.038323 PMID:16361449

34. Sáenz M, Acosta M, Bermudéz JL. *Universal coverage in Costa Rica: lessons and challenges from a middle-income country.* World health report 2010 background paper, no. 11 (http://www.who.int/healthsystems/topics/financing/healthreport/whr_background/en).

35. D'Almeida S, Durairaj V, Kirigia J. *Ghana's Approach to Social Health Protection.* World health report 2010 background paper, no.2 (http://www.who.int/healthsystems/topics/financing/healthreport/whr_background/en).

36. Kutzin J et al. Bismarck meets Beveridge on the Silk Road: coordinating funding sources to create a universal health financing system in Kyrgyzstan. *Bulletin of the World Health Organization,* 2009,87:549-554. doi:10.2471/BLT.07.049544 PMID:19649370

37. Bayarsaikhan D, Kwon S, Ron A. Development of social health insurance in Mongolia: successes, challenges and lessons. *International Social Security Review,* 2005,58:27-44. doi:10.1111/j.1468-246X.2005.00224.x

38. Jowett M, Shishkin S. *Extending population coverage in the national health insurance scheme in the Republic of Moldova.* Copenhagen, World Health Organization Regional Office for Europe, 2010 (http://www.euro.who.int/__data/assets/pdf_file/0005/79295/E93573.pdf, accessed 06 July 2010).

39. Musango L, Aboubacar I. *Assurance maladie obligatoire au Gabon: un atout pour le bien être de la population.* 2010. World health report 2010 background paper, no.16 (http://www.who.int/healthsystems/topics/financing/healthreport/whr_background/en).

40. Meessen B et al., eds. *Health and social protection: experiences from Cambodia, China and Lao People's Democratic Republic.* Antwerp, ITG Press, 2008.

41. Franco LM et al. Effects of mutual health organizations on use of priority health-care services in urban and rural Mali: a case-control study. *Bulletin of the World Health Organization*, 2008,86:830-838. doi:10.2471/BLT.08.051045 PMID:19030688

42. Jowett M, Hsiao WC. The Philippines: extending coverage beyond the formal sector. In: Hsiao W, Shaw PR, eds. *Social health insurance for developing nations.* Washington, DC, The World Bank, 2007:81–104.

43. Arfa C, Achouri H. Tunisia: good practice in expanding health care coverage. Lessons from reforms in a country in transition. In: Gottret P, Schieber GJ, Waters HR, eds. *Lessons from reforms in low- and middle-income countries. Good practices in health financing.* Washington, DC, The World Bank, 2008:385–437.

44. Axelson H et al. Health financing for the poor produces promising short-term effects on utilization and out-of-pocket expenditure: evidence from Vietnam. *International Journal for Equity in Health*, 2009,8:20- doi:10.1186/1475-9276-8-20 PMID:19473518

45. *OECD Reviews of Health Systems – Turkey.* Organisation for Economic Co-operation and Development and The World Bank, 2008 (http://www.oecd.org/document/60/0,3343,en_2649_33929_42235452_1_1_1_1,00.html, accessed 06 July 2010).

46. Gakidou E et al. Assessing the effect of the 2001–06 Mexican health reform: an interim report card. *Lancet*, 2006,368:1920-1935. PMID:17126725

47. *Health at a glance.* Paris, Organisation for Economic Co-operation and Development, 2009.

48. Carrin G, James C. Social health insurance: key factors affecting the transition towards universal coverage. *International Social Security Review*, 2005,58:45-64. doi:10.1111/j.1468-246X.2005.00209.x

49. Mathauer I et al. *An analysis of the health financing system of the Republic of Korea and options to strengthen health financing performance.* Geneva, World Health Organization, 2009.

50. Jeong H-S. *Expanding insurance coverage to informal sector population: experience from Republic of Korea.* World health report 2010 background paper, no. 38 (http://www.who.int/healthsystems/topics/financing/healthreport/whr_background/en).

51. McIntyre D et al. Beyond fragmentation and towards universal coverage: insights from Ghana, South Africa and the United Republic of Tanzania. *Bulletin of the World Health Organization*, 2008,86:871-876. doi:10.2471/BLT.08.053413 PMID:19030693

52. Himmelstein DU et al. Medical bankruptcy in the United States, 2007: results of a national study. *The American Journal of Medicine*, 2009,122:741-746. doi:10.1016/j.amjmed.2009.04.012 PMID:19501347

53. Emami S. *Consumer overindebtedness and health care costs: how to approach the question from a global perspective.* World health report 2010 background paper, no. 3 (http://www.who.int/healthsystems/topics/financing/healthreport/whr_background/en).

54. Castiglione S. *Compilación de normas en materia de insolvencia por gastos de salud.* World health report 2010 background paper, no. 54 (http://www.who.int/healthsystems/topics/financing/healthreport/whr_background/en).

55. Pradhan M, Prescott N. Social risk management options for medical care in Indonesia. *Health Economics*, 2002,11:431-446. doi:10.1002/hec.689 PMID:12112492

56. Cavagnero E et al. *Health financing in Argentina: an empirical study of health care expenditure and utilization.* Geneva, World Health Organization (Innovations in Health Financing: Working Paper Series, No. 8; http://www.who.int/health_financing/documents/argentina_cavagnero.pdf, accessed 06 July 2010).

57. Houweling TAJ et al. Huge poor-rich inequalities in maternity care: an international comparative study of maternity and child care in developing countries. *Bulletin of the World Health Organization*, 2007,85:745-754. PMID:18038055

58. Xu K, Saksena P, Evans DB. *Health financing and access to effective interventions.* World health report 2010 background paper, no. 8 (http://www.who.int/healthsystems/topics/financing/healthreport/whr_background/en).

59. O'Donnell O et al. Who pays for health care in Asia? *Journal of Health Economics*, 2008,27:460-475. PMID:18179832

60. van Doorslaer E, Masseria C, Koolman X. OECD Health Equity Research GroupInequalities in access to medical care by income in developed countries. *CMAJ : Canadian Medical Association journal = journal de l'Association medicale canadienne*, 2006,174:177-183. doi:10.1503/cmaj.050584 PMID:16415462

61. Das J, Hammer J, Leonard K. The quality of medical advice in low-income countries. *The journal of economic perspectives : a journal of the American Economic Association*, 2008,22:93-114. doi:10.1257/jep.22.2.93 PMID:19768841

62. Scheil-Adlung X, Sandner L. *The case for paid sick leave*. World health report 2010 background paper, no. 9 (http://www.who.int/healthsystems/topics/financing/healthreport/whr_background/en).

63. *World social security report 2010/11. Providing coverage in the time of crisis and beyond*. Geneva, International Labour Organization, 2010.

64. *The social protection floor. A joint crisis initiative of the UN Chief Executives Board for co-ordination on the social protection floor*. Geneva, International Labour Office, and World Health Organization, 2009 (http://www.un.org/ga/second/64/socialprotection.pdf, accessed 8 July 2010).

65. Busse R, Schlette S, eds. *Health Policy Developments Issue 7/8. Focus on prevention, health and aging, new health professions*. Gütersloh, Verlag Bertelsmann Stiftung, 2007 (http://www.hpm.org/Downloads/reports/Health__Policy_Developments_7-8.pdf, accessed 06 July 2010).

66. Houweling TAJ et al. Determinants of under-5 mortality among the poor and the rich: a cross-national analysis of 43 developing countries. *International Journal of Epidemiology*, 2005,34:1257-1265. doi:10.1093/ije/dyi190 PMID:16159940

67. Resolution WHA62.12. Primary health care, including health system strengthening. In: *Sixty-second World Health Assembly, Geneva, 18–27 May 2009*. Geneva, World Health Organization, 2009 (WHA62/2009/REC/1).

68. *Closing the gap in a generation: health equity through action on the social determinants of health. A report of the WHO Commission on Social Determinants of Health*. Geneva, World Health Organization, 2008.

69. *Healthy development: the World Bank strategy for health, nutrition, and population results*. Washington, DC, The World Bank, 2007.

70. James C, Savedoff W. *Risk pooling and redistribution in health care: an empirical analysis of attitudes towards solidarity*. World health report 2010 background paper, no. 5 (http://www.who.int/healthsystems/topics/financing/healthreport/whr_background/en).

71. *Fair society, healthy lives: a strategic review of health inequalities in England post 2010* (http://www.marmotreview.org/AssetLibrary/pdfs/Reports/FairSocietyHealthyLives.pdf, accessed 08 July 2010).

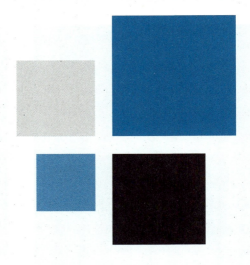

Capítulo 2 | **Más dinero para la salud**

Mensajes importantes

- Ningún país ha sido capaz todavía de garantizar el acceso inmediato de todas las personas a todos los servicios que podrían mantener o mejorar su salud. Todos se enfrentan a las limitaciones de recursos de uno u otro tipo, si bien esto es más crítico en los países de ingresos bajos.

- Todos los países podrían recaudar más fondos nacionales para la salud o diversificar sus fuentes de financiación si así lo desearan.

- Las opciones incluyen que los gobiernos den mayor prioridad a la salud en sus asignaciones presupuestarias, recauden los impuestos o cotizaciones a la seguridad de manera más eficiente y reúnan fondos adicionales a través de los distintos tipos innovadores de financiación.

- Los impuestos sobre productos perjudiciales como el tabaco y el alcohol son una de esas opciones: reducen el consumo, mejoran la salud y aumentan los recursos que los gobiernos pueden gastar en la salud.

- A pesar de estas innovaciones, la mayoría de los países más pobres tendrán que aumentar las contribuciones de los donantes durante un periodo considerable de tiempo. Los países donantes también pueden recaudar más fondos de manera innovadora para dirigirlos a los países más pobres, pero también deberán hacer más esfuerzos para cumplir con los compromisos internacionales establecidos para la asistencia oficial al desarrollo (AOD) y para proporcionar flujos de ayuda más previsibles y a largo plazo.

2

Más dinero para la salud

Recaudación de recursos para la salud

En 2009, el Instituto Nacional de Excelencia Clínica del Reino Unido (NICE) anunció que el Servicio Nacional de Salud no podía ofrecer algunos medicamentos costosos para el tratamiento del cáncer renal, ya que no eran rentables (*1*). Los recortes provocaron cierto disgusto entre la población (*2*), pero fueron defendidos por el instituto como parte de los difíciles cambios, aunque necesarios, para racionar los recursos y establecer prioridades (*3*). El hecho es que los nuevos medicamentos y las nuevas tecnologías terapéuticas surgen mucho más rápido que los nuevos recursos financieros.

Todos los países, ricos y pobres, luchan por obtener los fondos necesarios para pagar los servicios sanitarios que sus poblaciones necesitan o demandan (que a veces son diferentes). Ningún país, al margen de su riqueza, puede ofrecer a su población entera todas las tecnologías o intervenciones que puedan mejorar la salud o prolongar la vida. No obstante, mientras que los sistemas sanitarios de los países ricos pueden enfrentarse a limitaciones presupuestarias, a menudo exacerbadas por la doble presión del envejecimiento de la población y la disminución de la población activa, el gasto sanitario sigue siendo relativamente alto. Los Estados Unidos de América y Noruega gastan más de US$ 7000 por habitante al año; Suiza, más de US$ 6000. Los países de la Organización para la Cooperación y Desarrollo Económicos (OCDE) en su conjunto gastan una media de US$ 3600. En el otro extremo de la escala de ingresos, algunos países presentan dificultades para garantizar el acceso incluso a los servicios más básicos: 31 de los Estados Miembros de la Organización Mundial de la Salud (OMS) gastan menos de US$ 35 por persona al año y cuatro de ellos gastan menos de US$ 10, aun incluyendo las contribuciones de los socios externos (*4*).

Pero en todos los países cabe la posibilidad de ampliar la protección frente al riesgo financiero y el acceso a los servicios sanitarios de una manera más equitativa. Rwanda, con un ingreso nacional por habitante de alrededor de US$ 400, ofrece a sus ciudadanos un conjunto de servicios básicos a través de un sistema de seguros médicos a un precio de sólo US$ 37 *per capita* (*4*). Rwanda no sólo se beneficia del apoyo financiero de la comunidad internacional de donantes, sino que el gobierno también asigna el 19,5% de su gasto total anual a la salud (*4*). Hay 182 Estados Miembros de la OMS con un nivel del producto interior bruto (PIB) por habitante comparable o superior (en algunos casos, muy superiores) al de Rwanda y, sin embargo, muchos se encuentran muy lejos de la cobertura sanitaria universal (*4*). Esto tiene que cambiar. Con unas pocas excepciones, los países no tienen motivo alguno para retrasar la mejora del acceso a los servicios sanitarios de calidad, al mismo tiempo que aumentan la protección del riesgo financiero. Esto costará dinero y los gobiernos deben empezar a pensar cuánto se necesita y de dónde provendrá.

Cuadro 2.1. **Tailandia restablece el límite de cobertura de la asistencia sanitaria**

Cuando en 2002 Tailandia presentó su plan de cobertura universal, que entonces se llamaba «el plan de los 30 baht», se ofreció una atención médica integral, que no sólo incluía lo básico, sino también servicios como radioterapia, cirugía y cuidados intensivos para accidentes y urgencias. Sin embargo, no cubría la diálisis. «Existía la preocupación de que (la diálisis) sobrecargara el sistema, puesto que los mayores riesgos para la salud responsables de las enfermedades renales, como la diabetes y la hipertensión, aún no estaban bien controlados», afirma el Dr. Prateep Dhanakijcharoen, Secretario General Adjunto de la Oficina de Seguridad para la Salud de Tailandia que dirige el programa. La diálisis es cara. La hemodiálisis cuesta en Tailandia unos 400 000 baht (US$ 12 000) por paciente al año, cuatro veces más que el umbral de los 100 000 baht al año, ajustado a la calidad de vida y establecido por la oferta de prestaciones del departamento del ministerio de sanidad para los medicamentos y los tratamientos incluidos en el programa.

Dicho esto, Dhanakijcharoen considera que el plan debería haber cubierto la enfermedad renal desde el principio. Esta opinión es compartida por el Dr. Viroj Tangcharoensathien, Director del Programa de Política Internacional de Salud del Ministerio de Salud Pública. Para Tangcharoensathien era simplemente una cuestión de justicia: «En Tailandia hay tres sistemas de asistencia sanitaria». «El plan por sí mismo no incluía la diálisis. Mientras tanto, la mitad de esas personas incluidas en el programa se encuentran en la quinta parte más pobre de la economía tailandesa». Otras personas compartían su sensación de injusticia, como Subil Noksakul, un paciente de 60 años de edad, quien gastó los ahorros de toda su vida en la diálisis durante un periodo de 19 años. «Una vez conseguí ahorrar 7 millones de baht», dice, «pero mis ahorros han desaparecido». En 2006, Noksakul fundó el Thai Kidney Club, que ha permitido a los pacientes con afecciones renales tener un mayor conocimiento sobre sus derechos y ha ejercido presión sobre el Ministerio de Sanidad para que ofrezca el tratamiento. Finalmente, en octubre de 2008, el entonces Ministro de Sanidad, Mongkol Na Songkhla, incluyó la diálisis en el programa.

Fuente: Pasaje extraído de (5).

Pero ¿cuánto cuesta la cobertura universal?

La cobertura universal no es un concepto que sirva para todo, ni la cobertura para todo el mundo significa, necesariamente, cobertura para todo. Como se describe en el Capítulo 1, avanzar hacia la cobertura universal significa encontrar la mejor manera de ampliar o mantener la cobertura en tres dimensiones fundamentales: quiénes reciben cobertura con los fondos mancomunados, qué servicios se cubren y qué parte del coste se cubre. Dentro de ese amplio marco, los responsables políticos deben decidir cómo se recaudarán y administrarán los fondos.

Tailandia ofrece medicamentos recetados, atención ambulatoria, hospitalización, prevención de enfermedades y promoción de la salud de forma gratuita a los pacientes, junto con servicios médicos más costosos, como la radioterapia y la quimioterapia para el tratamiento del cáncer, intervenciones quirúrgicas y cuidados intensivos en casos de accidente y urgencias. Todo esto lo logra por sólo US$ 136 por habitante, menos que el gasto medio en salud de los países de ingresos bajos o medios, que se sitúa en US$ 153 (4). Pero Tailandia no ofrece cobertura para todo. Hasta hace poco tiempo, el límite estaba, por ejemplo, en la diálisis en los casos de insuficiencia renal terminal (Cuadro 2.1). Otros países establecerán otros límites.

Para saber hasta qué punto se puede ampliar la cobertura en cualquiera de las tres dimensiones, se debe tener una idea de lo que cuestan los servicios. En 2001, la Comisión sobre Macroeconomía y Salud estimó que se podría disponer de servicios básicos por unos US$ 34 por persona (6), casi lo que Rwanda gasta actualmente. No obstante, los cálculos no incluyeron el coste total de los antirretrovirales o del tratamiento de enfermedades no transmisibles; tampoco se tuvieron totalmente en cuenta las inversiones que se podrían necesitar para fortalecer un sistema de salud con el fin de extender la cobertura a las zonas aisladas.

Una estimación más reciente del coste de los servicios sanitarios fundamentales, realizada por la OMS para el Grupo de Trabajo de Expertos para la Innovación en la Financiación Internacional de los Sistemas Sanitarios, sugiere que los 49 países de ingresos bajos encuestados necesitarían gastar una media (no ponderada) menos de US$ 44 por habitante en 2009, aumentando a un poco más de US$ 60 dólares por habitante para el año 2015 (*7*). Esta estimación incluye el gasto de ampliación de los sistemas sanitarios para que puedan ofrecer todo el conjunto de intervenciones especificadas, entre ellas, las orientadas a las enfermedades no transmisibles y a las afecciones señaladas como los Objetivos de Desarrollo del Milenio (ODM) relacionados con la salud. Sin embargo, estas cifras son tan sólo un promedio (no ponderado) de los 49 países en esos dos puntos temporales. Las necesidades reales variarán según el país: cinco de los países de ese estudio tendrán que gastar más de US$ 80 por habitante en 2015, mientras que seis de ellos necesitarán gastar menos de US$ 40 [a].

Esto no significa que los 31 países que gastan menos de US$ 35 por persona en salud tengan que abandonar los esfuerzos para recaudar los fondos necesarios para acercarse a la cobertura sanitaria universal; pero tendrán que adaptar su expansión a sus recursos. También significa que, si bien la recaudación de fondos adicionales a nivel nacional está dentro de sus posibilidades, como veremos en los próximos dos apartados, también necesitarán ayuda externa en un futuro inmediato. Incluso con niveles altos de crecimiento interno y con presupuestos nacionales que dan prioridad a la salud, sólo ocho de los 49 países tienen alguna posibilidad de financiar el nivel necesario de servicios con recursos nacionales en 2015 (*7*).

Muchos países más ricos también necesitarán recaudar fondos adicionales para satisfacer las demandas de salud en constante evolución, impulsadas en parte por el envejecimiento de la población y los nuevos medicamentos, procedimientos y tecnologías que se están desarrollando para ello. Un aspecto clave en esta compleja cuestión es la disminución de la población en edad de trabajar de algunos países. Los responsables políticos se verán forzados a pensar en fuentes alternativas de financiación, debido a las contribuciones cada vez más limitadas de los impuestos sobre la renta o de las deducciones salariales de los seguros médicos (impuestos sobre la nómina).

En términos generales, hay tres maneras de recaudar fondos adicionales o de diversificar las fuentes de financiación: la primera es hacer que la salud tenga una mayor prioridad en el gasto actual, en especial en los presupuestos del gobierno; la segunda es encontrar fuentes de financiación nacional nuevas o diversificadas; y la tercera es aumentar el apoyo financiero externo. Revisaremos estas opciones una por una, siendo las dos primeras de importancia para los países en todas las etapas de desarrollo, ricos o pobres. El capítulo concluye considerando la ayuda al desarrollo para la salud de los países de ingresos bajos y medios.

Garantizar una participación equitativa en el gasto público total en salud

Incluso en los países donde la ayuda externa es importante, su contribución suele ser mucho menor que el dinero dedicado a la salud que se recauda a nivel nacional. Por ejemplo, la contribución media (no ponderada) de fuentes externas de los países de ingresos bajos en 2007 fue algo inferior al 25% del gasto sanitario total; el resto provino de fuentes internas (*4*). Por lo tanto, es fundamental mantener y, de ser necesario, aumentar los recursos

nacionales para la salud, incluso en los países más pobres (*8*). Esto resulta igual de importante en escenarios con mayores ingresos.

Los gobiernos financian las mejoras sanitarias tanto directamente, a través de inversiones en el sector de la salud, como indirectamente, a través del gasto en determinantes sociales como la reducción de la pobreza o la mejora de los niveles de la educación femenina. Aunque toma sólo el componente directo, la proporción del gasto total destinado al sector sanitario ofrece información importante sobre el valor que asignan los gobiernos a la salud, algo que varía mucho entre un país y otro. La Figura 2.1 muestra la participación media del gasto público en salud por regiones de la OMS para el periodo comprendido entre 2000 y 2007 (último año del que hay datos disponibles). Las cifras incluyen las contribuciones de los socios externos, canalizadas a través de los presupuestos del gobierno, tanto en el numerador como en el denominador, puesto que pocos países las publican por separado.

En promedio, los gobiernos de las regiones de las Américas, de Europa y del Pacífico Occidental destinan una cantidad mayor a la salud que el resto de regiones. El conjunto de los países africanos está aumentando su compromiso con la salud, así como los países de las regiones de Europa y del Pacífico Occidental. En el Sudeste Asiático, la prioridad relativa que se da a la salud se redujo entre 2004 y 2005, pero está aumentando de nuevo; mientras que los gobiernos de la Región del Mediterráneo Oriental han reducido su participación asignada a la salud desde 2003.

Parte de la variación entre regiones se puede explicar por las diferencias de riqueza de los países. En general, la salud exige una mayor proporción del gasto público total a medida que los países son más ricos. Chile es un buen ejemplo, ya que ha aumentado su proporción del gasto público en salud del 11% en 1996 al 16% una década más tarde, durante un período de fuerte crecimiento económico (*9*).

Pero la riqueza relativa de un país no es el único factor en juego. Las variaciones sustanciales entre países con niveles de ingresos similares indican diferentes niveles de compromiso del gobierno correspondiente con la salud de su país. Esto puede ilustrarse de muchas maneras, pero aquí citamos a la Oficina Regional para Europa de la OMS, que cuenta con países de todos los niveles de ingresos. En la Figura 2.2, el eje de ordenadas muestra el porcentaje de gasto público total asignado a la salud y las barras del eje de abscisas representan los países de esa región, ordenados de menor a mayor nivel de producto interior bruto por habitante.

Las asignaciones presupuestarias para la salud en la Región de Europa de la OMS varían

Figura 2.1. Gasto público sanitario como porcentaje de los gastos totales de los gobiernos por regiones de la OMS, 2000–2007ª

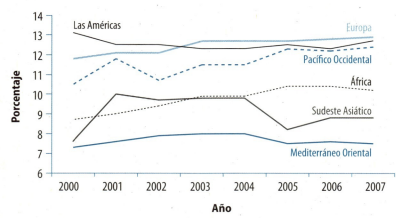

ª Medias no ponderadas. El gasto público sanitario incluye el gasto en salud realizado por todos los ministerios y todos los niveles del gobierno. También incluye el gasto de las cotizaciones de la Seguridad Social obligatorias.
Fuente: (*4*).

desde un mínimo del 4% del gasto público total hasta casi el 20%. Es importante destacar que, a pesar de que la prioridad dada a la salud en los presupuestos generales de los gobiernos suele aumentar con los ingresos nacionales, algunos gobiernos optan por asignar una gran parte de su gasto total a la salud, a pesar de contar con unos niveles de renta nacional relativamente bajos; mientras que otros que son relativamente ricos asignan porcentajes menores a la salud.

Este patrón también se puede observar a escala mundial. A pesar de que los compromisos gubernamentales respecto a la salud tienden a aumentar cuanto mayores son los niveles de renta nacional, algunos países de bajos ingresos destinan a la salud un mayor porcentaje del

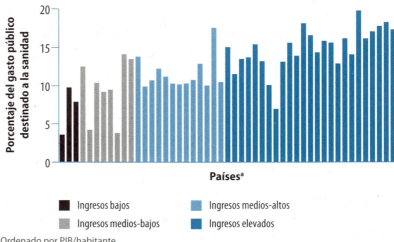

Figura 2.2. **Parte del gasto público total asignado a la salud en la Región Europea de la OMS en 2007**

ª Ordenado por PIB/habitante.
Fuente: (4).

gasto público total que sus homólogos de altos ingresos: 22 países de ingresos bajos en todo el mundo destinaron más del 10% a la salud en 2007, mientras que, por otra parte, 11 países de ingresos altos asignaron menos del 10%.

Aunque la Región de África no registra el resultado más bajo en la Figura 2.1, el nivel relativamente bajo de inversión nacional en salud de algunos de sus países es motivo de preocupación, ya que es en el África subsahariana donde el avance hacia los Objetivos de Desarrollo del Milenio ha sido más lento (*10*, *11*). En 2007, sólo tres países africanos (Liberia, Rwanda y Tanzania) habían cumplido con la Declaración de Abuja, Nigeria, de 2001, en la que los líderes africanos se comprometieron a «establecer la meta de asignar al menos el 15% de sus presupuestos anuales a la mejora del sector sanitario» (*12*). Lamentablemente, en 2007, 19 países africanos destinaron para la salud una cuota de los presupuestos totales del gobierno inferior a la destinada antes de la Declaración de Abuja, Nigeria (*4*).

Los gobiernos tienen, por consiguiente, la opción de volver a examinar las prioridades del presupuesto teniendo presente el tema de la salud. Aunque las necesidades de financiación varían en función de las diferencias en los costes, las estructuras de población por edades y los patrones de enfermedad, muchos gobiernos de países ricos y pobres podrían asignar a la salud muchos más recursos disponibles. Los beneficios podrían ser considerables. En conjunto, los países de ingresos bajos podrían recaudar para la salud (al menos) unos US$ 15 mil millones al año procedentes de fuentes nacionales, aumentando al 15% el presupuesto para sanidad del gasto público total (neto de los ingresos por ayuda exterior). El aumento de financiación de estos mismos países entre 2009 y 2015 sería de unos US$ 87 mil millones de dólares estadounidenses (*7*).

Los motivos por los que los países no dan prioridad a la salud en sus presupuestos son de muy diversa índole: fiscales, políticos y otros, tal vez, vinculados a la percepción en los ministerios de economía de que los ministerios de sanidad no son eficientes. Además, la prioridad presupuestaria que los gobiernos dan a la salud refleja el grado en el que quienes están en el poder cuidan, o están obligados a cuidar, de la salud de su pueblo. Ocuparse de la cobertura sanitaria universal también significa tratar con los pobres y los marginados, quienes a menudo están políticamente privados de sus derechos y carecen de representación.

Esta es la razón por la que es tan importante que la salud sea un tema político clave y por la que la sociedad civil, unida por los eminentes defensores de la cobertura universal, puede contribuir a que los políticos sitúen la financiación sanitaria para la cobertura universal en una posición prioritaria dentro de su agenda política (*13*). Mejorar la eficiencia y la transparencia también puede convencer a los ministerios de economía y, cada vez más, a los donantes, de que el aumento de los fondos será bien utilizado (retomaremos este tema en el Capítulo 4).

Aprender el lenguaje de los economistas y el tipo de argumentos que los convenza de la necesidad de financiación adicional también puede ayudar a los ministerios de sanidad a negociar con un ministerio de economía. Asimismo, les ayuda a comprender la complejidad de los cambios en la manera de financiar la salud y también a aprovechar las oportunidades que surgen. Por ejemplo, es importante que los ministerios de salud den seguimiento a las negociaciones entre las agencias externas o donantes y el ministerio de finanzas con respecto al alivio de la deuda y al apoyo al presupuesto general (*14–16*). Se requiere que no solo comprendan estos procesos pero también que puedan discutir y negociar de manera informada con el ministro de finanzas para copartir los fondos disponibles.

Diversificación de las fuentes nacionales de ingresos

Hay dos formas fundamentales de aumentar los fondos nacionales para la salud: una es asignar una mayor cantidad de los recursos financieros existentes a la salud, tal como se comentó en la sección anterior y la otra es encontrar nuevos métodos para recaudar fondos o para diversificar las fuentes.

Una recaudación de impuestos y de contribuciones de seguros más eficiente aumentaría los fondos adicionales de manera eficaz. Mejorar la recaudación de impuestos es algo que todos los países podrían tener en cuenta, aunque puede ser problemático para muchos países de bajos ingresos con grandes sectores informales (*17*). Sin embargo, esto no significa que no se pueda hacer. A pesar de tratarse de una tarea compleja y, a menudo, de enormes proporciones, se han registrado mejoras en la recaudación de impuestos en varios escenarios, incluso en países con un gran sector informal; siendo Indonesia un ejemplo notable (Cuadro 2.2).

El tipo de reforma emprendido por Indonesia requiere inversiones y un nivel de tecnología e infraestructuras más allá del alcance de algunos países. También requiere mejorar la recaudación de impuestos de las corporaciones, no sólo de los individuos. De nuevo, esto puede resultar problemático en países de ingresos bajos que acogen industrias extractivas. El bajo cumplimiento de los pocos grandes contribuyentes puede ocasionar considerables pérdidas de ingresos.

La creciente globalización y la colocación de activos corporativos en el exterior, a menudo en paraísos fiscales, aumentan la probabilidad de pérdida de ingresos tributarios, ya sea de forma no intencionada, a través de lagunas jurídicas, o mediante el uso ilegal de cuentas ocultas por parte de los particulares. Actualmente, todos los países de la Organización para la Cooperación y Desarrollo Económicos aceptan el Artículo 26 de su convenio tributario, que abarca el intercambio de información, y se han firmado más de 360 acuerdos de intercambio de información fiscal (*19*). Se espera que en el futuro las corporaciones mundiales y las instituciones financieras a su servicio sean más transparentes en las negociaciones, y que los países de acogida consigan un reparto más equitativo de los ingresos fiscales, algunos de los cuales, con suerte, se destinarán al gasto sanitario.

Pero el cumplimiento tributario también se puede fomentar cuando los ciudadanos creen estar recibiendo un buen trato por parte de los gobiernos. Un estudio de 2009 concluyó que, si bien la amenaza de la detección y el castigo fue un factor clave en el cumplimiento, la percepción de la calidad de la gestión del gobierno también fue importante (*20*). El cumplimiento fue notablemente mayor en Botswana, donde los servicios gubernamentales se perciben como buenos, y más bajo en algunos países vecinos, donde la calidad de los servicios públicos se percibe como más baja.

A corto plazo, los países de ingresos bajos con grandes economías informales tenderán a centrarse en los impuestos relativamente fáciles de recaudar, como los que se gravan sobre los empleados y a las empresas del sector formal, los derechos de importación o exportación de diversos tipos y el impuesto sobre el valor añadido (IVA) (*21*). Ghana, por ejemplo, cumple con el 70–75% de las necesidades de financiación para su Plan Nacional de Seguro Médico con fondos reunidos de impuestos generales, especialmente a través de un gravamen del 2,5% para el seguro médico nacional en el IVA, que asciende al 12,5%. El resto de la financiación proviene de otros fondos públicos y de socios para el desarrollo, mientras que las primas, las fuentes tradicionales de ingresos para el seguro, sólo suponen el 3% del ingreso total. El Plan Nacional de Seguro Médico basado en el IVA ha podido sustentar un aumento

Cuadro 2.2. Indonesia aumenta los ingresos fiscales fomentando el cumplimiento

Incluso antes de la crisis asiática de 1997–1998, la recaudación de impuestos no procedentes del petróleo en Indonesia fue en descenso, alcanzando un mínimo de un 9,6% del PIB en el año 2000. El régimen de política fiscal era complicado y la administración fiscal débil. A finales de 2001, el Ministerio de Hacienda decidió simplificar el sistema tributario y su administración. El objetivo era fomentar el cumplimiento voluntario, mediante el cual los contribuyentes se autoevaluarían y, a continuación, pagarían el impuesto sobre la renta declarada. El cumplimiento voluntario suele constituir el 90% del total de ingresos fiscales para un país y representa una línea de menor resistencia para los gobiernos que buscan mejorar los ingresos fiscales. Por el contrario, la recaudación obligatoria suele ser ardua, intensa en cuanto a trabajo y capital, y aporta un rendimiento relativamente bajo.

Este ministerio elaboró leyes y normativas claras, accesibles y que se aplicaron de forma coherente, y adoptó una política de tolerancia cero contra la corrupción. El Ministerio de Hacienda también introdujo procedimientos para resolver las disputas de forma rápida, barata e imparcial, y fomentó la transparencia, haciendo que todas las medidas adoptadas por la administración tributaria estuvieran sujetas al escrutinio público. Se mejoró el rendimiento y la eficiencia, en parte por la digitalización de un proceso que, previamente, se realizaba en papel. Siguieron los resultados positivos, con el aumento de la recaudación fiscal del 9,9% al 11% del PIB no relacionado con el petróleo, en los cuatro años siguientes a su implantación. Los ingresos fiscales adicionales se tradujeron en que el gasto general del gobierno podía aumentarse y el gasto sanitario se incrementó más rápidamente que otros.

Fuente: (*18*).

en el gasto sanitario total a través de fondos mancomunados generados a nivel nacional. Al mismo tiempo, ha disminuido la dependencia hacia el sistema de pagos directos, tales como las cuotas de usuario, como fuente de financiación (*22*).

Chile, un país de ingresos medio-altos, también presentó en el año 2003 un aumento del 1% en el IVA para financiar la salud. Incluso los países más ricos se ven obligados a diversificar sus fuentes de financiación, alejándose de las formas tradicionales del impuesto sobre la renta y las deducciones del seguro en los salarios. Una población que envejece implica un menor porcentaje de personas que trabajan y, por consiguiente, unas contribuciones basadas en los salarios que no llegan a cubrir todos los costes de la asistencia sanitaria. Alemania, por ejemplo, ha comenzado hace poco a inyectar dinero de los impuestos generales al sistema de la Seguridad Social a través de un nuevo fondo central llamado el *Gesundheitsfond*. Durante 30 años, el sistema de seguro médico francés ha sido financiado en parte por la *Contribution sociale généralisée,* que incluye gravámenes sobre bienes inmuebles y ganancias de capital, además de las formas más tradicionales de ingresos como los impuestos sobre la renta (*23*).

Búsqueda de fuentes de financiación interna para la salud

La comunidad internacional ha adoptado, desde el año 2000, varias medidas importantes para recaudar fondos adicionales con el fin de mejorar la salud en los países pobres. Estas medidas se describen aquí brevemente porque también ofrecen ideas a los países para recaudar fondos nacionales.

Una de las primeras medidas tomadas fue la tasa sobre el billete aéreo utilizada para financiar Unitaid, un servicio mundial de compra de medicamentos para el VIH/SIDA, la tuberculosis y la malaria (*24*, *25*). Hasta la fecha, ha proporcionado casi mil millones de dólares estadounidenses que, en combinación con la ayuda para el desarrollo más tradicional, ha permitido que Unitaid financie proyectos en 93 países, por un total de US$ 1,3 mil millones de dólares desde 2006 (*26*). Al mismo tiempo, el poder adquisitivo de Unitaid ha dado lugar a importantes descensos en los precios de determinados productos, lo que a su vez ha aumentado las cantidades disponibles para mejorar la salud. Más recientemente, la Fundación Millenium para la Financiación Innovadora para la Salud lanzó una recaudación solidaria, llamada MassiveGood, con la que las personas pueden complementar los fondos Unitaid a través de contribuciones voluntarias cuando compran productos relacionados con los viajes y el turismo (*27*, *28*).

Se estima que la venta de bonos garantizados por los países donantes y emitidos en los mercados de capitales internacionales ha recaudado más de US$ 2 mil millones desde 2006 (*29*). Estos fondos se dirigen al Servicio Financiero Internacional para la Inmunización, vinculado a la Alianza Global para las Vacunas y la Inmunización (GAVI). Los gobiernos de ocho países han comprometido los fondos necesarios para pagar estos bonos a su vencimiento, si bien el que los resultados de este mecanismo se conviertan en recursos adicionales obtenidos para la salud mundial dependerá, básicamente, de que los pagos se consideren parte del desembolso previsto para ayudas futuras o sean adicionales al mismo. No obstante, al menos permiten que las ayudas se entreguen de inmediato y no de forma aplazada.

Más recientemente, el Grupo de Trabajo de Expertos para la Innovación en la Financiación Internacional de los Sistemas de Salud examinó una oferta más amplia de opciones para complementar la financiación bilateral tradicional de ayuda (*30*). El grupo de trabajo concluyó que un impuesto sobre las transacciones monetarias tiene el potencial de recaudar la mayor cantidad de dinero a nivel mundial: una suma anual de más de US$ 33 mil millones; pero también recomendó otras opciones adicionales (*30, 31*).

Estos avances han ayudado a identificar nuevas fuentes de financiación y han mantenido el impulso de una mayor solidaridad internacional en la financiación de la salud. Sin embargo, los debates sobre una financiación innovadora han ignorado hasta el momento las necesidades que tienen los países de encontrar nuevas fuentes internas de financiación para su propio uso: los países de ingresos bajos y medios, que simplemente necesitan recaudar más, y los países de ingresos altos, que deben innovar ante las cambiantes necesidades, demandas y modalidades de trabajo dentro del sector sanitario.

Como ayuda a este análisis, en la Tabla 2.1 se proporciona una lista de opciones para los países que tratan de aumentar o diversificar las fuentes nacionales de financiación, según el trabajo citado anteriormente. No todas las opciones se podrán aplicar en todos los contextos, y las posibilidades de generar ingresos de las que sí se apliquen variarán según el país, aunque hacemos algunas sugerencias sobre el nivel previsible de financiación que podría obtenerse en el plano nacional. Por ejemplo, aunque el impuesto a las transacciones de divisas propuesto por el grupo de trabajo de expertos tiene el potencial de recaudar grandes cantidades de dinero, las transacciones y los productos financieros en los que se basaría se concentran en los países de mayores ingresos. De hecho, 10 países de ingresos altos representan el 85% del mercado de divisas tradicional (*35*). Los volúmenes de transacciones son mínimos en la mayoría de los países de ingresos bajos y medios, por lo que esta tasa en particular no es aplicable a la mayoría de ellos. Hay algunas excepciones: la India tiene un mercado de moneda extranjera importante, con una facturación diaria de US$ 34 mil millones (*35*). Una tasa del 0,005% sobre las transacciones de divisas en este volumen de comercio podría darle a la India cerca de US$ 370 millones al año, si decide ponerla en práctica.

Los llamados «impuestos solidarios» sobre bienes y servicios específicos constituyen otra opción prometedora, que ofrece una probada capacidad para generar ingresos, con costes de administración relativamente bajos y sostenibilidad. Con el apoyo político, pueden aplicarse rápidamente. La tasa solidaria obligatoria sobre los billetes de avión, por ejemplo, podría requerir entre 2 y 12 meses para su aplicación (*30*).

La introducción de mecanismos relacionados con los impuestos puede ser políticamente sensible y siempre habrá grupos particulares de interés que opondrán resistencia a los mismos. Por ejemplo, un impuesto sobre las transacciones en divisas puede ser percibido como un freno para el sector bancario o como una falta de incentivo para los exportadores e importadores. Cuando en 2009 Gabón estableció un impuesto sobre las transferencias de dinero para recaudar fondos que subvencionaran la asistencia sanitaria de los grupos de bajos ingresos, algunas personas protestaron al considerarlo una restricción al comercio. Sin

Tabla 2.1.   **Opciones nacionales para la financiación innovadora**

Opciones	Potencial de recaudación de fondos[a]	Supuestos/ejemplos	Comentarios
Tasa especial sobre las grandes empresas rentables: un impuesto/ tasa que se impone a algunas de las grandes empresas económicas en el país	\$\$-\$\$\$	Australia ha impuesto recientemente una tasa a las compañías mineras; Gabón ha introducido un impuesto sobre empresas de telefonía móvil; Pakistán aplica desde hace mucho tiempo un impuesto sobre las empresas farmacéuticas	Específico del contexto
Tasa sobre las transacciones de divisas: un impuesto sobre las transacciones de divisas en los mercados de divisas	\$\$-\$\$\$	Algunos países de ingresos medios con importantes mercados de transacción de divisas podrían recaudar nuevos e importantes recursos	Es posible que deba coordinarse con otros mercados financieros, si se realiza a gran escala
Bonos diáspora: bonos del gobierno a la venta para los ciudadanos residentes en el extranjero	\$\$	Reduce el coste de endeudamiento del país (descuento patriótico); se han utilizado en la India, Israel y Sri Lanka, aunque no necesariamente para la salud	Para países con una población importante fuera del país
Impuesto sobre las transacciones financieras: un impuesto a todas las transacciones de cuentas bancarias o en las transacciones de los giros	\$\$	En la década de los 90 hubo un impuesto bancario en Brasil sobre las transacciones bancarias, aunque posteriormente fue sustituido por un impuesto sobre los flujos de capital hacia y desde el país; Gabón ha aplicado una tasa sobre las transacciones de los giros	Parece que ha habido una mayor oposición de los grupos de interés hacia este impuesto que respecto a otros (*32*)
Aportación solidaria con los teléfonos móviles: contribuciones solidarias que permiten que las personas y las empresas realicen donaciones voluntarias a través de su factura mensual de teléfono móvil	\$\$	El mercado mundial de servicios de telefonía móvil de contrato es de US\$ 750 mil millones; así es que, con sólo percibir el 1% del mismo, se recaudaría una gran cantidad de dinero. Puede ser importante para países de todos los niveles de ingresos (*33*)	Los gastos de establecimiento y funcionamiento podrían ser entre el 1 y el 3% de los ingresos (*33*)
Impuesto al consumo de tabaco: un impuesto al consumo sobre los productos del tabaco	\$\$	Estos impuestos al consumo sobre el tabaco y el alcohol existen en la mayoría de los países, pero existe un amplio margen para aumentarlos en muchos de ellos, sin causar una caída de los ingresos	Reduce el consumo de tabaco y alcohol, lo que tiene un impacto positivo en la salud pública
Impuesto al consumo de alcohol: un impuesto al consumo sobre las bebidas alcohólicas			
Impuestos al consumo sobre los alimentos poco saludables (azúcar, sal): un impuesto especial sobre productos alimenticios e ingredientes poco saludables	\$-\$\$	Rumania tiene previsto aplicar una tasa del 20% sobre los alimentos con elevado contenido en grasas, sal, conservantes y azúcar (*34*).	Reduce el consumo de alimentos nocivos y mejora la salud
Venta de franquicias de productos o servicios: similar al ProductRED del Fondo Mundial, mediante el que las empresas tienen licencia para vender los productos y un porcentaje de las ganancias está destinado a la salud	\$	Venta de productos o servicios en franquicia, con porcentaje de las ganancias destinado a la salud	Este plan podría funcionar en países de ingresos bajos y medios, de maneras que no compitan con el Fondo Mundial
Impuesto al turismo: un impuesto al turismo que se percibiría, principalmente, por las actividades relacionadas con los visitantes extranjeros	\$	Las tasas de salidas del aeropuerto ya están ampliamente aceptadas; se podría añadir un complemento para la salud o se pueden conseguir otros gravámenes	Las ganancias variarían mucho entre los países, en función de la importancia de su sector turístico

[a] \$, capacidad baja de recaudación de fondos; \$\$, capacidad media de recaudación de fondos; \$\$\$, capacidad alta de recaudación de fondos.

embargo, Gabón impuso una tasa del 1,5% sobre los beneficios (tras la aplicación de impuestos) de las empresas que manejan transferencias y un impuesto del 10% a los operadores de telefonía móvil. Entre ambos se recaudó el equivalente a US$ 30 millones para la salud en 2009 (*36, 37*). Del mismo modo, el Gobierno de Pakistán ha gravado durante muchos años los beneficios de las empresas farmacéuticas para financiar parte de su gasto sanitario (*38*).

Mientras tanto, los llamados «impuestos de lujo» tienen la ventaja de recaudar fondos y mejorar la salud al mismo tiempo, al reducir el consumo de productos nocivos como el tabaco o el alcohol. Estudios realizados en 80 países han descubierto que el precio real del tabaco, ajustado por el poder adquisitivo, se redujo entre 1990 y 2000. Aunque se han producido algunos incrementos desde el año 2000, hay un elevado margen para aumentar los ingresos en esta área, como se propone en el Convenio Marco de la OMS para el Control del Tabaco (*39*).

En este informe, no es posible proporcionar estimaciones sobre cuánto dinero se podría recaudar por cada uno de estos mecanismos innovadores de financiación país por país. Pero la OMS ha analizado los beneficios potenciales del aumento de los impuestos sobre el tabaco en 22 de los 49 países de bajos ingresos, de los que se cuenta con suficientes datos para realizar el cálculo. Los impuestos al consumo en estos países oscilan entre el 11% y 52% del precio al por menor de la marca de cigarrillos más popular, lo que representa una variación nominal de US$ 0,03–0,51 por paquete de 20 cigarrillos (*37*). Se estima que un aumento del 50% en los impuestos al consumo generaría US$ 1,42 mil millones en fondos adicionales para esos países, una cantidad bastante considerable. En países como Madagascar, la República Democrática Popular Lao, y Viet Nam, los ingresos adicionales representarían un aumento del 10% o más en el gasto sanitario total y un aumento de más del 25% en el presupuesto sanitario del gobierno, asumiendo que los ingresos recaudados se asignaran en su totalidad a la salud (Cuadro 2.3). Visto de otra manera, esta sencilla medida podría aumentar los fondos adicionales a más del doble de los niveles actuales de ayuda exterior para la salud en determinados países.

Existe una creciente preocupación internacional por las consecuencias adversas del consumo de alcohol a nivel médico y económico, y las políticas de fijación de precios pueden servir de base para las estrategias para afrontar estas cuestiones. Por ejemplo, en Moscú (Federación de Rusia), los precios de las bebidas alcohólicas se incrementaron en un 20% en agosto de 1985 y en otro 25% al año siguiente. El resultado fue una drástica caída (28,6%) del consumo de alcohol en los 18 meses siguientes. Los ingresos hospitalarios por trastornos mentales y del comportamiento relacionados con el alcohol, y las muertes por cirrosis hepática, intoxicación por alcohol y otro tipo de violencia se redujeron considerablemente. Estas medidas finalizaron en 1987, y en el periodo siguiente, cuando los precios del alcohol crecieron a un ritmo mucho más lento que otros precios, muchas de estas tendencias positivas se invirtieron (*44*).

El análisis realizado en una selección de países para los cuales se dispone de datos sobre el consumo, las cargas fiscales y los precios de las bebidas alcohólicas muestra que, si se aumentaran los impuestos al consumo un mínimo del 40% sobre el precio de venta, se podría generar una recaudación adicional importante y reducir los efectos perjudiciales por el consumo de bebidas alcohólicas. Para los 12 países de bajos ingresos del ejemplo, los niveles de consumo se reducirían en más del 10%, mientras que los ingresos fiscales serían más del triple, hasta un nivel del 38% del gasto sanitario total en esos países (*37*).

Estas cantidades no son desdeñables. Si todos los países eligieran sólo una de las opciones descritas en la Tabla 2.1 y, además, dieran mayor prioridad a la salud en los presupuestos del gobierno, se podrían recaudar importantes sumas adicionales para la salud.

Ayuda económica exterior

Antes de la crisis económica global que se inició a finales de 2008, la ayuda al desarrollo sanitario de los países más ricos a los más pobres había estado aumentando a buen ritmo. Los países de bajos ingresos vieron cómo la financiación procedente de fuentes externas subía en promedio del 16,5% de sus gastos sanitarios totales en 2000 al 24,8% en 2007 (*4*). De acuerdo con las bases de datos gestionadas por el Comité de Ayuda al Desarrollo de la Organización para la Cooperación y Desarrollo Económicos, los compromisos gubernamentales para la salud presentados por los donantes bilaterales ascendieron de US$ 4 mil millones en 1995 a US$ 17 mil millones en 2007 y a US$ 20 mil millones en 2008[a].

Esto puede representar una subestimación significativa, dado que la base de datos de la comisión no capta todas las contribuciones de los gobiernos fuera de la OCDE, como China, la India y algunos países de Oriente Medio (datos notificados sólo por un número limitado de instituciones multilaterales) y no reúne los fondos entregados por agentes privados fundamentales en el ámbito de la salud, tales como la Fundación Bill y Melinda Gates, otras fundaciones privadas y organizaciones no gubernamentales. Un estudio reciente sugiere que la contribución conjunta de todas estas fuentes podría haber sido de unos US$ 21,8 mil millones, casi US$ 5 mil millones más de lo comunicado a la OCDE en 2007 (*45*).

Cuadro 2.3.   ¿Hipotecar o no hipotecar?

Los impuestos hipotecados, a veces llamados «impuestos asignados», son los designados para un programa o uso particular. Los ejemplos incluyen los derechos de licencia de televisión, que se utilizan para financiar la radiodifusión pública y los peajes que se utilizan para mantener y mejorar las carreteras. La Fundación Healthway para la Promoción de la Salud en Australia Occidental, se creó en 1991 sobre esta base, financiada inicialmente por el aumento del impuesto sobre los productos del tabaco; mientras que la República de Corea estableció un Fondo Nacional de Promoción de la Salud en 1995, financiado en parte por los impuestos al tabaco (*40*). El Fondo de Promoción de Salud de Tailandia, establecido en 2001, se financió con un recargo del 2% adicional sobre el tabaco y el alcohol (*41, 42*).

Los ministerios de salud suelen estar a favor de estos impuestos, porque garantizan la financiación, concretamente, de la promoción y la prevención sanitarias. Para estas actividades es difícil competir por la financiación con los servicios médicos, en parte porque se perciben como menos urgentes y en parte porque tienden a dar resultados a largo plazo, lo que las hace menos atractivas para los políticos interesados en el ciclo electoral o para los fondos de seguros interesados en la viabilidad financiera.

Sin embargo, los ministerios de economía no suelen autorizar la hipoteca porque creen que debilita su autoridad para asignar presupuestos. Al tomar decisiones sobre el gasto, alejándose del gobierno, hipotecar los ingresos fiscales puede limitar la capacidad del gobierno para hacer frente a los ciclos económicos.

En la práctica, hipotecar cualquier forma particular de impuestos (por ejemplo, un impuesto sobre el tabaco) para la salud no garantiza que se incremente la financiación pública global para la salud. La mayoría de los ingresos del gobierno son esencialmente fungibles; un aumento de la financiación sanitaria por los impuestos hipotecados se puede compensar con una reducción de los aportes del resto del presupuesto. Así, si la hipoteca conduce a un aumento neto de financiación sanitaria o de una determinada actividad, es una cuestión empírica.

Es más probable que el enfoque pragmático reporte mayores dividendos para la salud que insistir en la hipoteca. Si se puede persuadir a los gobiernos para que asignen cualquiera de las nuevas fuentes de financiación analizadas en este capítulo a la salud, en su totalidad, tanto mejor. Si no es posible, todavía se puede aumentar la financiación sanitaria, porque la salud suele obtener una parte de cualquier aumento del gasto público. Aunque este aumento podría ser menor que en el caso de la hipoteca, los defensores de la salud deben estar seguros de que insistir en la hipoteca no provoque la total oposición del ministerio de economía al nuevo impuesto y que no se reciba ninguna contribución económica nueva.

Fuente (*43*).

Sin embargo, la percepción de los países receptores de la ayuda es menos positiva de lo que estas cifras podrían sugerir, en al menos cuatro aspectos importantes:

En primer lugar, a pesar del aumento de la ayuda exterior, el gasto sanitario total sigue siendo lamentablemente bajo, insuficiente para garantizar el acceso universal, incluso a un conjunto básico de servicios sanitarios en muchos países. Antes hemos descrito que sólo ocho de los 49 países de bajos ingresos incluidos en el análisis del grupo de trabajo de expertos tenían la posibilidad de aumentar todos los recursos necesarios para cumplir los objetivos relacionados con la salud de la Declaración del Milenio, mediante las fuentes nacionales para el año 2015. Los otros países necesitarían aportaciones adicionales de fuentes externas que van desde US$ 2 a US$ 41 *per capita* en 2015.

En segundo lugar, a pesar de que la financiación externa ha aumentado considerablemente, alrededor de la mitad de los países que presentan sus contribuciones para la ayuda al desarrollo a la OCDE están preparados para cumplir los objetivos con los que se han comprometido a nivel internacional (para el desarrollo general, incluida la salud) (*46*). El resto de países no están cumpliendo sus promesas, algunos con mucha diferencia. El progreso lento hacia el cumplimiento de estos compromisos tiene un coste humano enorme: podrían salvarse tres millones de vidas más antes de 2015 si todos los donantes cumplieran sus promesas (*7*).

En tercer lugar, las cantidades de ayuda al desarrollo para la salud mencionadas anteriormente representan compromisos, las contribuciones reales son inferiores. Además, algunos de los fondos que los donantes presentan como realizados no llegan a los países receptores para que puedan hacer uso de ellos. Una proporción a veces considerable de la ayuda se dedica a la llamada «cooperación técnica». Esto fue, por ejemplo, lo que sucedió entre 2002 y 2006, cuando la base de datos del comité señaló que más del 40% de la ayuda oficial para el desarrollo (AOD)[b] sanitario fue absorbido por la asistencia técnica, a menudo financiando a los ciudadanos del país donante para que proporcionen asistencia o formación a los países receptores (*47*). Si bien el apoyo técnico podría ser útil, las aportaciones económicas notificadas exageran la disponibilidad de los fondos que los países receptores pueden utilizar para mejorar la salud a nivel local.

Finalmente, también se han expresado preocupaciones recientemente con respecto a que la ayuda que llega a los países esta sujeta a restricciones para su gasto. Las metas macroeconómicas y monetarias establecidas por la inflación y el nivel de reservas en moneda externa se basan en un concepto de gerencia macroeconómica prudente. Hay quien asegura que esto impide que la ayuda económica aportada se aproveche al máximo, porque se cree que una parte de esta ayuda que llega al país se retira de la circulación para evitar la inflación o se utiliza para acumular reservas de moneda extranjera (*48–50*).

Actualmente, existe un intenso debate acerca de si las metas de inflación y las reservas de divisas fijadas en los países son demasiado estrictas y los limitan a la hora de usar la ayuda que los donantes aportan para la salud y el desarrollo (*39, 51, 52*). Por otra parte, todavía no está claro de cuánto gasto adicional se podría disponer si se relajaran los objetivos macroeconómicos. Trabajos recientes sugieren que es posible que dicho gasto fuera pequeño en comparación con los fondos adicionales que se obtendrían si los gobiernos dieran una mayor prioridad a la salud en la asignación de sus propios presupuestos (*53*).

Volver a examinar los objetivos de prudencia macroeconómica es, quizás, una opción para aumentar la cantidad de ayuda que se puede gastar. El gasto deficitario es otra. Los países pueden tomar prestado capital para poder gastar ahora o llevar a cabo lo que se ha llamado recientemente la «flexibilización cuantitativa»: la emisión de dinero para financiar el gasto actual. Ninguna es una estrategia viable a largo plazo, debido a que la deuda contraída ahora se tendrá que devolver, y la emisión monetaria aumentaría las presiones inflacionarias en algún momento.

Una opción más sostenible es que los socios externos reduzcan la volatilidad de sus flujos de ayuda. Esto, como mínimo, permitiría relajar los techos presupuestarios del gobierno en materia sanitaria y se podría utilizar más ayuda para mejorar la salud. Recientemente se ha propuesto un programa más ambicioso, mediante el cual los donantes y los países receptores revisarían toda la estructura de la ayuda y su gestión (*54, 55*). El objetivo sería dejar de ver la ayuda como caridad, a criterio de los donantes, para entenderlo como un sistema global de responsabilidad mutua que permita flujos de ayuda más previsibles y posiblemente más cuantiosos para las poblaciones que lo necesiten.

Efecto de la crisis económica sobre la ayuda al desarrollo

Aún no está claro el efecto que tendrá la crisis financiera y económica iniciada en 2008 sobre la ayuda al desarrollo para la salud. Sin embargo, se teme que la recesión actúe como un freno en un momento en el que existe un creciente reconocimiento mundial de la necesidad de aumentar el apoyo económico externo para las necesidades sanitarias.

La asistencia bilateral para el desarrollo total tiende a reflejar el crecimiento económico en el país donante. Esto no siempre es cierto para la ayuda al desarrollo para la salud, que en algunas crisis económicas recientes se ha aislado, a pesar del descenso de la ayuda al desarrollo en general (*56*). Sin embargo, muchos gobiernos que han sido tradicionalmente los principales contribuyentes bilaterales de ayuda al desarrollo para la salud están ahora agobiados por una deuda considerablemente mayor a las que tuvieron en recesiones anteriores, gran parte de ella contraída para suavizar los efectos de la crisis económica y estimular el crecimiento en sus propios países. Algunos de esos gobiernos están en este momento tratando de reducir su deuda con los recortes de gastos.

La OCDE informa que, si bien algunos donantes han prometido mantener sus compromisos de ayuda oficial al desarrollo para el año 2010, otros donantes importantes ya han reducido o aplazado sus donativos (*46*). Se espera que la ayuda oficial al desarrollo en general crezca en 2010, pero a un ritmo menor de lo previsto inicialmente. Esta no es una buena noticia, y es de esperar que los principales donantes no sólo mantengan sus niveles actuales de asistencia a los países más pobres, sino también que los aumenten en la medida necesaria para cumplir sus promesas de ayuda internacional. Del mismo modo, se espera que no respondan a los altos niveles de endeudamiento del sector público mediante la reducción de los servicios sanitarios nacionales en sus propios países.

Incluso antes de la actual recesión económica mundial, había motivos de preocupación por la manera en que se mueven los fondos de ayuda en todo el mundo. La canalización de la ayuda hacia iniciativas destacadas en materia de sanidad, mientras que otras se descuidan, es una de estas preocupaciones. Entre 2002 y 2006, los compromisos económicos para los países de bajos ingresos se centraron en el VI Objetivo de Desarrollo del Milenio (combatir el VIH/SIDA, la malaria y otras enfermedades, incluida la tuberculosis), que representaba el 46,8% de la asistencia sanitaria externa total. Se ha estimado que esto dejó sólo US$ 2,25 por habitante al año para todo lo demás: salud infantil y materna (ODM IV y V), nutrición (ODM I), las enfermedades no transmisibles y el fortalecimiento de los sistemas sanitarios (47). Solamente el dinero necesario para fortalecer los sistemas sanitarios supera esta cifra; se necesitan US$ 2,80 por habitante al año para formar a más personal sanitario, y esta cantidad ni siquiera incluye los fondos necesarios para pagar sus sueldos (57).

El panorama es menos sombrío si se tienen en cuenta los recientes esfuerzos de la Alianza GAVI y del Fondo Mundial de Lucha contra el SIDA, la Tuberculosis y la Malaria de apoyo al desarrollo de los sistemas sanitarios y la formación. No obstante, los donantes siguen descuidando las enfermedades que no son prioritarias, al igual que otras cuestiones de los sistemas sanitarios como la gestión, la logística, las compras y el desarrollo de infraestructuras y mano de obra (58).

El desequilibrio en la asignación de la ayuda se manifiesta también cuando se desglosa por países: algunos están particularmente bien financiados, mientras que otros no reciben prácticamente nada. La Figura 2.3 muestra que los países receptores que percibieron más de US$ 20 por habitante en asistencia externa para la salud en 2007 fueron países de ingresos medios, mientras que la mayor parte de los países de ingresos bajos recibieron menos de US$ 5 *per capita*. Muchos de los países más pobres reciben bastante menos ayuda al desarrollo para la salud que sus vecinos más ricos. Por ejemplo, Namibia, un país de ingresos medio-bajos, recibió alrededor de US$ 34 *per capita* para salud en 2007, en comparación con los US$ 10 para Mozambique, los US$ 4,40 para la República Democrática del Congo y los US$ 2,80 para Guinea (4). Puede parecer que las asignaciones de la ayuda vienen determinadas por muchos otros factores, además de las necesidades.

El grupo de trabajo de expertos sugirió que el hecho de que muchos socios exteriores centren su atención en unos pocos países y programas de alto perfil es contrario al espíritu de la Declaración de París, Francia, de 2005 sobre la eficacia de la ayuda, que tiene por objeto permitir a los países receptores formular y ejecutar sus propios planes nacionales de acuerdo con sus propias prioridades nacionales (59). En su informe, el grupo de trabajo pidió un alejamiento de «los mecanismos de financiación internacionales que se basan en solicitudes de proyectos aprobados en la capital o en la sede mundial de un socio para el desarrollo» (60). Lo que se necesita es una reorientación hacia las contribuciones financieras acordadas para planes nacionales de salud y no la continuación de la ayuda basada en proyectos. Todavía tenemos que observar cómo se refleja el impacto de estos ideales en las cifras oficiales. Según un estudio elaborado para la Agencia Noruega de Cooperación para el Desarrollo, entre 2002 y 2007, la cantidad de proyectos relacionados con la salud, en lugar de descender, se duplicó hasta llegar a 20 000. La mayoría de estos eran pequeños, con una aportación económica media de sólo US$ 550 000 (*61*). La necesidad de gestionar, supervisar e informar sobre una gran cantidad de pequeños proyectos impone costes elevados de transacción para el país receptor.

La Declaración de París, Francia, también hizo hincapié en que la financiación debe ser predecible y a largo plazo. Cuando los países no pueden confiar en una financiación estable (en Burkina Faso, la ayuda al desarrollo para la salud por habitante fluctuó de US$ 4 a US$ 10 y de vuelta a US$ 8 entre 2003 y 2006) es prácticamente imposible hacer planes para el futuro. Algunos pocos países de bajos ingresos financian mediante recursos externos dos tercios de su gasto sanitario total, por lo que la previsibilidad de los flujos de ayuda es de fundamental interés para ellos (*4*, *62*).

Algunos socios para el desarrollo ya están empezando a apartarse de los compromisos tradicionales de ayuda oficial al desarrollo a corto plazo en la forma de estructurar sus contribuciones. Un ejemplo son los contratos para los Objetivos de Desarrollo del Milenio de la Unión Europea, que ofrecen un apoyo flexible basado en la ejecución del presupuesto durante un período de seis años. Este tipo de compromiso no es del agrado de todos, ya que inmoviliza los presupuestos de ayuda futuros. Dicho esto, en el Programa de Acción de Accra, Ghana, de 2008, los donantes del Comité de Asistencia al Desarrollo de la OCDE se comprometieron a proporcionar a los países receptores información sobre sus «contribuciones económicas y/o planes de implementación para tres a cinco años consecutivos»; este tal vez haya sido el inicio de los compromisos a más largo plazo (*59*).

Conclusión

Los países necesitan adaptar permanentemente sus sistemas de financiación para recaudar los fondos suficientes para sus sistemas de salud. Muchos países de ingresos altos se enfrentan a una disminución de la proporción de su población en edad de trabajar y tienen que considerar alternativas para las fuentes tradicionales de ingresos en forma de impuestos sobre la renta y contribuciones para el seguro de salud

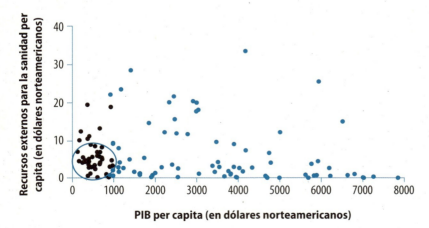

Figura 2.3. **Ayuda al desarrollo para la salud *per capita* por nivel de ingresos del país: países de ingresos bajos y medios en 2007ª**

- Países de ingresos bajos
- Países de ingresos medios
- ◯ Países con duplicación de las desventajas

ª Se excluye a los pequeños estados insulares.
Fuente: Serie de cuentas nacionales de salud de la Organización Mundial de la Salud (*4*).

de los trabajadores y sus empleadores. En muchos países de bajos ingresos, hay más personas que trabajan en el sector informal que en el formal, lo que hace difícil recaudar los impuestos sobre la renta y las cotizaciones para los seguros médicos basadas en los salarios.

Hay varias opciones para obtener fondos adicionales para la salud, de las que se ofrece una lista en la Tabla 2.1. No todo se podrá aplicar a todos los países y el potencial para generar ingresos, así como la viabilidad política de lo que sí se aplique, variará según el país. En algunos casos, sin embargo, los ingresos adicionales que se deriven de una o varias de estas opciones podrían ser importantes, posiblemente mucho más que las entradas de ayuda actuales. No obstante, estos mecanismos innovadores y complementarios no son la única opción. Muchos gobiernos, en países ricos y pobres, siguen dando una prioridad relativamente baja a la salud en el momento de asignar los fondos. Es importante, por lo tanto, preparar mejor a los ministerios de salud para negociar con los ministerios de economía y planificación, así como con las instituciones financieras internacionales. Pero el mensaje de este capítulo es que todos los países podrían hacer más a nivel nacional para recaudar más fondos para la salud.

Sin embargo, la financiación innovadora no debe verse como un sustituto de los flujos de ayuda oficial al desarrollo de los países donantes. El llamamiento a los países receptores para que utilicen los fondos externos con mayor transparencia y eficiencia es comprensible, pero tales consideraciones no deben eximir a los países más ricos de cumplir las promesas que hayan hecho en París y Accra. La acción colectiva que nos ha llevado hasta el Servicio Financiero Internacional para la Inmunización y la Fundación Millenium ha sido inestimable en la financiación de bienes públicos mundiales para la salud, pero no hay necesidad de que los países esperen a una mayor colaboración global para actuar. Si los gobiernos de los países donantes cumplieran sus promesas actuales de ayuda internacional, con una asignación de fondos que sostuviera los planes nacionales de salud dirigidos por los países, la comunidad internacional ya habría avanzado bastante para cumplir los Objetivos de Desarrollo del Milenio para el año 2015. Si, además, cada país donante adoptara sólo una de las opciones innovadoras descritas aquí y utilizara los ingresos para complementar la ayuda oficial al desarrollo, se estarían sentando las bases para un movimiento sostenido hacia la cobertura sanitaria universal y la mejora de la salud en el futuro. ■

Bibliografía

1. *NICE draft recommendation on the use of drugs for renal cancer.* National Institute for Health and Clinical Excellence, 2009 (http://www.nice.org.uk/newsroom/pressreleases/pressreleasearchive/PressReleases2009.jsp?domedia=1&mid=42007069-19B9-E0B5-D429BEDD12DFE74E, accessed 3 April 2010).
2. Kidney cancer patients denied life-saving drugs by NHS rationing body NICE. *Daily Mail,* 29 April 2009 (http://www.dailymail.co.uk/health/article-1174592/Kidney-cancer-patients-denied-life-saving-drugs-NHS-rationing-body-NICE.html, accessed 3 April 2010).
3. *NICE issues guidance on the use of other treatment options for renal cancer.* National Institute for Health and Clinical Excellence, 2009 (http://www.nice.org.uk/newsroom/pressreleases/pressreleasearchive/PressReleases2009.jsp?domedia=1&mid=4BAE772C-19B9-E0B5-D449E739CDCD7772, accessed 7 July 2010).
4. National Health Accounts [online database]. Geneva, World Health Organization (http://www.who.int/nha, accessed 4 May 2010).

5.. Treerutkuarkul A, Treerutkuarkul A. Thailand: health care for all, at a price. *Bulletin of the World Health Organization*, 2010,88:84-85. doi:10.2471/BLT.10.010210 PMID:20428360

6. *Macroeconomics and health: investing in health for economic development*. Geneva, World Health Organization, 2001.

7. *Constraints to scaling up the health Millennium Development Goals: costing and financial gap analysis*. Geneva, World Health Organization, 2010 (Background document for the Taskforce on Innovative International Financing for Health Systems; http://www.internationalhealthpartnership.net//CMS_files/documents/working_group_1_technical_background_report_(world_health_organization)_EN.pdf, accessed 6 July 2010).

8. Durairaj V. *Fiscal space for health in resource-poor countries*. World health report 2010 background paper, no. 41 (http://www.who.int/healthsystems/topics/financing/healthreport/whr_background/en).

9. Missoni E, Solimano G. *Towards universal health coverage: the Chilean experience*. World health report 2010 background paper, no. 4 (http://www.who.int/healthsystems/topics/financing/healthreport/whr_background/en).

10. *Technical briefing on Millennium Development Goals*. Geneva, World Health Organization, 2010 (http://www.who.int/entity/gho/mdg/MDG_WHA2010.pdf, accessed 7 July 2010).

11. *World health statistics 2010*. Geneva, World Health Organization, 2010.

12. African Summit on HIV/AIDS, tuberculosis and other related infectious diseases. *Abuja Declaration on HIV/AIDS, Tuberculosis and Other Related Infectious Diseases, 24–27 April 2001*. Organisation of African Unity, 2001 (OAU/SPS/ABUJA/3).

13. Wibulpolprasert S, Thaiprayoon S. Thailand: good practice in expanding health care coverage. Lessons from reforms in a country in transition. In: Gottret P, Schieber GJ, Waters HR, eds. *Lessons from reforms in low- and middle-income countries. Good practices in health financing*. Washington, DC, The World Bank, 2008:355–384.

14. James CD, Dodd R, Nguyen K. *External aid and health spending in Viet Nam: additional or fungible?* World health report 2010 background paper, no. 40 (http://www.who.int/healthsystems/topics/financing/healthreport/whr_background/en).

15. Fernandes Antunes AF et al. *General budget support – has it benefited the health sector?* World health report 2010 background paper, no. 14 (http://www.who.int/healthsystems/topics/financing/healthreport/whr_background/en).

16. Kaddar M, Furrer E. Are current debt relief initiatives an option for scaling up health financing in beneficiary countries? *Bulletin of the World Health Organization*, 2008,86:877-883. doi:10.2471/BLT.08.053686 PMID:19030694

17. Gordon R, Li W. Tax structures in developing countries: many puzzles and a possible explanation. *Journal of Public Economics*, 2009,93:855-866. doi:10.1016/j.jpubeco.2009.04.001

18. Brondolo J et al. *Tax administration reform and fiscal adjustment: the case of Indonesia (2001–07)*. Washington, DC, International Monetary Fund, 2008 (IMF Working Paper WP/08/129; http://www.imf.org/external/pubs/ft/wp/2008/wp08129.pdf, accessed 09 July, 2010).

19. *Promoting transparency and exchange of information for tax purposes*. Paris, Organisation for Economic Co-operation and Development, 2010 (http://www.oecd.org/dataoecd/32/45/43757434.pdf, accessed 7 July 2010).

20. Cummings RG et al. Tax morale affects tax compliance: evidence from surveys and an artefactual field experiment. *Journal of Economic Behavior & Organization*, 2009,70:447-457. doi:10.1016/j.jebo.2008.02.010

21. Tsounta E. *Universal health care 101: lessons for the Eastern Caribbean and beyond*. Washington, DC, International Monetary Fund, 2009 (IMF Working Paper WP/09/61; http://www.imf.org/external/pubs/ft/wp/2009/wp0961.pdf, accessed 5 July 2010).

22. Witter S, Garshong B. Something old or something new? Social health insurance in Ghana. *BMC International Health and Human Rights*, 2009,9:20- doi:10.1186/1472-698X-9-20 PMID:19715583

23. Wanert S. *Aspects organisationnels du système de financement de la santé Français avec une attention générale pour la Réforme de l'Assurance Maladie Obligatoire du 13 août 2004*. Geneva, World Health Organization, 2009 (Health Systems Financing Discussion Paper No. 5, HSS/HSF/DP.F.09.5; http://www.who.int/health_financing/documents/cov-dp_f_09_05-org_fra-e/en/index.html, accessed 6 July 2010).

24. Unitaid, 2010 (http://www.unitaid.eu/en/UNITAID-Mission.html, accessed 1 June 2010).

25. Fryatt R, Mills A, Nordstrom A. Financing of health systems to achieve the health Millennium Development Goals in low-income countries. *Lancet*, 2010,375:419-426. doi:10.1016/S0140-6736(09)61833-X PMID:20113826

26. *Questions and answers*. Unitaid (http://www.unitaid.eu/images/NewWeb/documents/en_qa_finalrevised_mar10.pdf, accessed 7 July 2010).

27. Le Gargasson J-B, Salomé B. *The role of innovative financing mechanisms for health.* World health report 2010 background paper, no.12 (http://www.who.int/healthsystems/topics/financing/healthreport/whr_background/en).

28. *MassiveGood.* Millenium Foundation (http://www.massivegood.org/en_US/the-project, accessed 7 July 2010).

29. International Financing Facility for Immunization (IFFIm) (http://www.iff-immunisation.org, accessed 3 May 2010).

30. *Raising and channeling funds: Working Group 2 report.* Taskforce on Innovative International Financing for Health Systems, 2009 (http://www.internationalhealthpartnership.net//CMS_files/documents/working_group_2_report:_raising_and_channeling_funds_EN.pdf, accessed 6 July 2010).

31. *Currency transaction levy.* Taskforce on Innovative International Financing for Health Systems (http://www.internationalhealthpartnership.net//CMS_files/documents/factsheet_-_currency_transaction_levy_EN.pdf, accessed 6 June 2010).

32. Honohan P, Yoder S. *Financial transactions tax panacea, threat, or damp squib?* Washington, DC, The World Bank, 2010 (Policy Research Working Paper No. 5230; http://www-wds.worldbank.org/external/default/WDSContentServer/IW3P/IB/2010/03/02/000158349_20100302153508/Rendered/PDF/WPS5230.pdf, accessed 7 July 2007).

33. *Mobile phone voluntary solidarity contribution (VSC).* Taskforce on Innovative International Financing for Health Systems Factsheet, 2010 (http://www.internationalhealthpartnership.net//CMS_files/documents/factsheet_-_mobile_phone_voluntary_solidarity_contribution_EN.pdf, accessed 30 May 2010).

34. Holt E. Romania mulls over fast food tax. *Lancet*, 2010,375:1070- doi:10.1016/S0140-6736(10)60462-X PMID:20352658

35. Bank for International Settlements. *Triennial Central Bank Survey: foreign exchange and derivatives market activity in 2007.* Basel, Bank for International Settlements, 2007 (http://www.bis.org/publ/rpfxf07t.pdf, accessed 12 July 2010).

36. Musango L, Aboubacar I. *Assurance maladie obligatoire au Gabon: un atout pour le bien-être de la population.* World health report 2010 background paper, no. 16 (http://www.who.int/healthsystems/topics/financing/healthreport/whr_background/en).

37. Stenberg K et al. *Responding to the challenge of resource mobilization - mechanisms for raising additional domestic resources for health.* World health report 2010 background paper, no. 13 (http://www.who.int/healthsystems/topics/financing/healthreport/whr_background/en).

38. NishtarSChoked pipes–reforming Pakistan's mixed health system. Oxford, Oxford University Press, 2010

39. Prakongsai P, Patcharanarumol W, Tangcharoensathien V. Can earmarking mobilize and sustain resources to the health sector? *Bulletin of the World Health Organization*, 2008,86:898-901. doi:10.2471/BLT.07.049593 PMID:19030701

40. Bayarsaikhan D, Muiser J. *Financing health promotion.* Geneva, World Health Organization, 2007 (Health Systems Financing Discussion Paper No. 4, HSS/HSF/DP.07.4; http://www.who.int/health_financing/documents/dp_e_07_4-health_promotion.pdf, accessed 6 July 2010).

41. Srithamrongswat S et al. *Funding health promotion and prevention – the Thai experience.* World health report 2010 background paper, no. 48 (http://www.who.int/healthsystems/topics/financing/healthreport/whr_background/en) .

42. Tangcharoensathien V et al. Innovative financing of health promotion. In: Heggenhougen K, Quah S, eds. *International Encyclopedia of Public Health*, 1st edn. San Diego, CA, Academic Press, 2008:624–637.

43. Doetinchem O. *Hypothecation of tax revenue for health.* World health report 2010 background paper, no. 51 (http://www.who.int/healthsystems/topics/financing/healthreport/whr_background/en).

44. Nemtsov AV. Alcohol-related harm and alcohol consumption in Moscow before, during and after a major anti-alcohol campaign. *Addiction*, 1998,93:1501-1510. PMID:9926554

45. Ravishankar N et al. Financing of global health: tracking development assistance for health from 1990 to 2007. *Lancet*, 2009,373:2113-2124. doi:10.1016/S0140-6736(09)60881-3 PMID:19541038

46. *Development aid rose in 2009 and most donors will meet 2010 aid targets.* Paris, Organisation for Economic Co-operation and Development, 2010 (http://www.oecd.org/document/11/0,3343,en_2649_34487_44981579_1_1_1,00.html, accessed 7 June 2010).

47. Piva P, Dodd R. Where did all the aid go? An in-depth analysis of increased health aid flows over the past 10 years. *Bulletin of the World Health Organization*, 2009,87:930-939. doi:10.2471/BLT.08.058677 PMID:20454484

48. Goldsborough D. *Does the IMF constrain health spending in poor countries? Evidence and an agenda for action.* Washington, DC, Center for Global Development, 2007 (http://www.cgdev.org/doc/IMF/IMF_Report.pdf, accessed 3 May 2007).

49. *Changing IMF policies to get more doctors, nurses and teachers hired in developing countries.* ActionAid, 2010 (http://www.ifiwatchnet.org/sites/ifiwatchnet.org/files/4-pager%20--%20IMF%20and%20health.pdf, accessed 7 July 2010).

50. Rowden R. *Viewpoint: restrictive IMF policies undermine efforts at health systems strengthening.* World health report 2010 background paper, no. 49 (http://www.who.int/healthsystems/topics/financing/healthreport/whr_backgroundbackground/en) .

51. *The IMF and aid to Sub-Saharan Africa.* Washington, DC, Independent Evaluation Office of the International Monetary Fund, 2007 (http://www.imf.org/external/np/ieo/2007/ssa/eng/pdf/report.pdf, accessed 7 July 2010).

52. Sanjeev G, Powell R, Yang Y. *Macroeconomic challenges of scaling up aid to Africa: a checklist for practitioners.* Washington, DC, International Monetary Fund, 2006 (http://www.imf.org/external/pubs/ft/afr/aid/2006/eng/aid.pdf, accessed 12 July 2010).

53. Haacker M. *Macroeconomic constraints to health financing: a guide for the perplexed.* World health report 2010 background paper, no. 50 (http://www.who.int/healthsystems/topics/financing/healthreport/whr_background/en).

54. Gostin LO et al. *The joint learning initiative on national and global responsibility for health.* World health report 2010 background paper, no. 53 (http://www.who.int/healthsystems/topics/financing/healthreport/whr_background/en).

55. Ooms G, Derderian K, Melody D. Do we need a world health insurance to realise the right to health? *PLoS Medicine*, 2006,3:e530- doi:10.1371/journal.pmed.0030530 PMID:17194201

56. Development Assistance [online database]. Paris, Organisation for Economic Co-operation and Development (OECD) (http://www.oecd.org/dac/stats/idsonline, accessed 3 March 2010).

57. *The world health report 2006: working together for health.* Geneva, World Health Organization, 2006.

58. *Effective aid – better health*: *report prepared for the Accra High–level Forum on Aid Effectiveness.* The World Bank/Organisation for Economic Co-operation and Development/World Health Organization, 2008 (http://www.gavialliance.org/resources/effectiveaid_betterhealth_en.pdf, accessed 28 February 2010).

59. *The Paris Declaration on Aid Effectiveness and the Accra Agenda for Action.* Paris, Organisation for Economic Co-operation and Development, 2008 (http://www.oecd.org/dataoecd/11/41/34428351.pdf, accessed 7 July 2010).

60. *Working Group 2: Raising and channelling funds – progress report to taskforce.* Taskforce on Innovative International Financing for Health Systems, 2009 (http://www.internationalhealthpartnership.net/pdf/IHP%20Update%2013/Taskforce/london%20meeting/new/Working%20Group%202%20First%20Report%20090311.pdf, accessed 19 May 2010).

61. Waddington C et al. *Global aid architecture and the health Millennium Development Goals.* Norwegian Agency for Development Cooperation, 2009 (www.norad.no/en/_attachment/146678/binary/79485?download=true, accessed 5 April 2010).

62. Van de Maele N. *Variability in disbursements of aid for health by donor and recipient.* World health report 2010 background paper, no. 15 (http://www.who.int/healthsystems/topics/financing/healthreport/whr_background/en).

Notas finales

a   El grupo de trabajo de expertos incluyó las siguientes intervenciones: las que demostraron la disminución de la mortalidad materna, de los lactantes y los niños menores de cinco años; la asistencia en el parto; los servicios de salud reproductiva; la prevención y el tratamiento de las principales enfermedades infecciosas; el diagnóstico, la información, la derivación y los cuidados paliativos para cualquier enfermedad presente; y el fomento de la salud.

b   Por lo general, el término ayuda oficial al desarrollo (AOD) se utiliza para describir la asistencia que los gobiernos proporcionan de manera oficial. La ayuda al desarrollo para la salud es más amplia, e incluye la AOD, así como los préstamos y los créditos de bancos multilaterales de desarrollo, las transferencias de las grandes fundaciones y las de las organizaciones no gubernamentales.

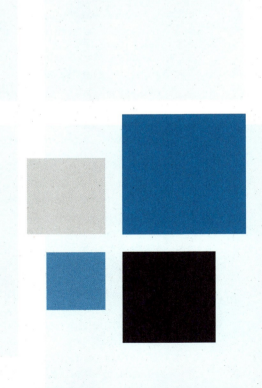

Capítulo 3 │ La unión hace la fuerza

Mensajes importantes

- Los sistemas que exigen pagos directos en el momento en que las personas necesitan asistencia (incluyendo las cuotas de usuario y los pagos por medicamentos) impiden a millones de individuos acceder a los servicios y provocan dificultades económicas, incluso empobrecimiento, a otros tantos millones.

- Los países pueden acelerar el progreso hacia la cobertura universal mediante la disminución de la dependencia de los pagos directos. Para esto se necesita presentar o fortalecer formas de prepago y mancomunación.

- Los países que más se han acercado a la garantía de una cobertura universal exigen contribuciones a las personas que pueden pagarlas, a través de cargas fiscales y/o aportes al seguro.

- Lo ideal sería que los fondos obligatorios de prepago estuvieran preferentemente combinados en un fondo mancomunado, en vez de que se conserven como fondos independientes. Al reducir la fragmentación, hay mayor probabilidad de otorgar protección financiera gracias a un determinado nivel de fondos pagados por anticipado que, a su vez, facilitarán el cumplimiento de los objetivos de equidad.

- Los planes voluntarios, como el seguro médico comunitario o el microseguro, aún pueden ser de utilidad allí donde los recursos obligatorios proporcionan sólo niveles mínimos de prepago. Si consiguen redirigir algunos de sus pagos directos a los fondos mancomunados de prepago pueden ampliar en cierta medida la protección contra los riesgos financieros que conlleva la enfermedad y ayudar a las personas a comprender los beneficios de estar asegurado.

- Algunas personas se enfrentarán a barreras económicas de acceso, aun eliminándose los pagos directos; ya que los gastos de transporte y alojamiento necesarios para recibir tratamiento podrían seguir resultando prohibitivos. Para reducir estas barreras, los gobiernos deberán considerar las opciones, entre ellas, las transferencias condicionadas de dinero en efectivo.

3

La unión hace la fuerza

Problemas con los pagos directos

La manera en que se pagan los servicios sanitarios es un aspecto fundamental para el funcionamiento del sistema sanitario. Si bien es obvio que recaudar los recursos suficientes es imprescindible para hacer funcionar un sistema sanitario, el modo en que estos recursos se utilizan para adquirir bienes y servicios, o en otras palabras, el modo en que se efectúan los pagos, es igual de importante. Una de las formas de pagar más comunes en todo el mundo es el pago directo de los medicamentos y los servicios sanitarios en el momento en que se necesitan, y son los países más pobres quienes más lo utilizan (*1*).

> *" Las cuotas de usuario han castigado a los pobres."*
>
> Dra Margaret Chan (2)

Un estudio reciente realizado en 50 países de ingresos bajos y medios, basado en los datos de la OMS sobre el gasto sanitario, en una encuesta sobre la tipología de los sistemas sanitarios y en entrevistas con informantes clave, reveló que sólo seis de esos países no solicitaban ningún tipo de pago directo en las instalaciones públicas (*3*).

Pero el pago directo no es exclusivo de los países de ingresos más bajos ni de los sistemas de financiación sanitaria menos sofisticados (Figura 3.1). El cobro a los usuarios en el momento en que necesitan de asistencia es el mecanismo de recaudación de fondos predominante en 33 países y representa más del 25% del total de los fondos recaudados para la salud en otros 75 (*4*). Como hemos visto en el Capítulo 1, los pagos directos adoptan varias formas, que incluyen los honorarios por la consulta médica, el pago de los procedimientos, los medicamentos u otros servicios, así como el pago de los análisis clínicos. También se consideran pagos directos los deducibles, como las pólizas en participación y copagos para las personas con cobertura de seguro.

Uno de los motivos por los que el pago directo no es adecuado para la prestación y el consumo de asistencia sanitaria es que dificulta el acceso a la misma. Esto es especialmente aplicable a las personas pobres, quienes a menudo tienen que elegir entre pagar por la salud o pagar por otras necesidades como la comida o el alquiler de una vivienda. Las personas que creen que tan sólo deben recibir tratamiento (para un bulto que les ha salido en el pecho o la fiebre que no baja en un niño) corren el riesgo de empobrecerse o de llegar incluso a una situación de miseria. Burundi introdujo cuotas de usuario en 2002. Dos años más tarde, cuatro de cada cinco pacientes estaban endeudados o habían vendido sus bienes (*5*). Los habitantes de muchos países se ven obligados a pedir préstamos o a vender bienes para financiar la asistencia sanitaria (*6, 7*).

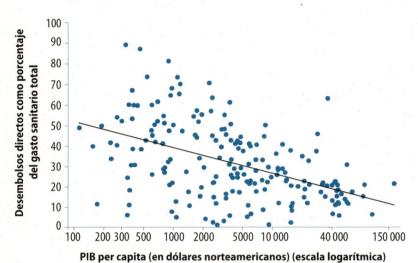

Figura 3.1. **Desembolsos personales en función del producto interior bruto (PIB) *per capita*, año 2007**

Eje vertical: **Desembolsos directos como porcentaje del gasto sanitario total**

Eje horizontal: **PIB per capita (en dólares norteamericanos) (escala logarítmica)**

Fuente (*4*).

La incidencia de catástrofe financiera asociada a los pagos directos por servicios sanitarios, es decir, la cantidad de personas que gastan de su bolsillo más del 40% de sus ingresos anuales después de restar los gastos de alimentación, puede llegar a ser de hasta el 11% al año en el ámbito nacional y suele ser superior al 2% en los países de ingresos bajos. Quizá no sorprenda que, en general, dentro de un mismo país la incidencia más baja se registre entre la gente más rica; pero los más pobres no siempre son, en este aspecto financiero en particular, los más afectados, porque directamente no pueden permitirse usar los servicios y no incurren en gastos sanitarios. Las investigaciones recientes dan a entender que la probabilidad de sufrir gastos sanitarios catastróficos es mayor para los hogares que tienen un integrante con discapacidad y para los que cuentan con niños o ancianos (*8–11*).

Sólo cuando la dependencia del pago directo se coloca por debajo del 15–20% de los gastos sanitarios totales, la incidencia del desastre financiero, en general, desciende a niveles insignificantes (Figura 3.2) (*1*). En su mayoría, son los países de ingresos altos los que han logrado estos niveles, por lo que es posible que los países de ingresos bajos y medios quieran establecer para sí mismos unos objetivos más viables a corto plazo. Por ejemplo, los países de las Regiones de la OMS de Asia Sudoriental y del Pacífico Occidental se han marcado hace poco un objetivo del 30–40% (*12, 13*).

Cualquier carga impuesta directamente sobre los hogares, aun cuando sea relativamente baja, puede disuadir a las personas de usar los servicios de asistencia sanitaria o forzarlas a vivir cerca o por debajo del umbral de la pobreza. Un estudio experimental realizado en Kenya demostró que establecer el precio de US$ 0,75 para las mosquiteras para camas tratadas con insecticida, que antes eran gratuitas, hizo caer la demanda en un 75% (*14*), y que ponerle un precio bajo a los antiparasitarios redujo su uso en un 80% (*15*). Los pagos directos, por módicos que sean, también pueden fomentar el auto-tratamiento y la auto-medicación inapropiados (por ejemplo, el uso de medicamentos caducados o de mala calidad, o de dosis parciales) o posponer las consultas preventivas con el profesional sanitario, que suelen ser cruciales (*16*).

No es necesario que los pagos directos sean oficiales para que limiten el acceso. En Armenia, por ejemplo, hasta hace poco tiempo sólo alrededor del 10% de los pagos directos en hospitales eran cargos oficiales cobrados por los servicios públicos al usuario. Una parte considerable del otro 90% estaba formada por pagos no oficiales o informales realizados al personal sanitario. Ahora, el gobierno ha ideado estrategias para eliminar los pagos no oficiales, reconociendo que también evitan que las personas accedan a la asistencia necesaria y añaden otro motivo de ansiedad para los enfermos y sus familias, debido a la naturaleza impredecible de las cuotas no oficiales (*17*). Los pagos informales se producen en muchos países del mundo (*18–20*).

Los pagos directos son la forma de financiación sanitaria menos equitativa. Son regresivos, permiten que los ricos paguen la misma cantidad que los pobres por un determinado servicio. El trasfondo socio-económico no es la única base para la desigualdad. En culturas donde la situación jurídica y social de las mujeres es inferior a la de los hombres, las mujeres y las niñas deben, a menudo, esperar a recibir tratamiento después de que lo reciban los hombres de la casa, cuando ya se han cobrado las cuotas de usuario y, por consiguiente, es menos probable que accedan a los servicios (*21*).

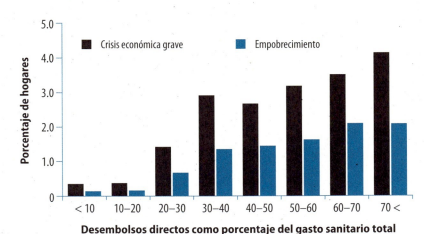

Figura 3.2. **Efecto de los desembolsos personales en el gasto catastró fico y el empobrecimiento**

Fuente (*1*).

El beneficio derivado de los pagos directos se limita a la persona que recibe la asistencia y al profesional o al centro que cobra la cuota. La moneda que se da a una enfermera en la clínica de un pueblo garantiza que la persona que paga obtenga un servicio o medicamentos. Esto en sí no es malo, pero resulta contraproducente si, como ministro de sanidad, quieres ayudar también a los habitantes de las montañas cercanas que posiblemente, no tengan ninguna moneda que ofrecer. Los pagos directos tienden a impedir que el coste se pague a través de grupos de personas como expresiones formalizadas de solidaridad, por ejemplo, entre ricos y pobres o entre personas sanas y enfermas. Asimismo, hacen que sea imposible distribuir los costes a lo largo de la vida de una persona. Con los pagos directos, las personas no pueden pagar su cotización cuando son jóvenes y están sanas, para después recurrir a ella cuando la necesiten más adelante en la vida. Tienen que pagar cuando están enfermas. Tienen que pagar cuando son más vulnerables.

Dadas las deficiencias del pago directo como mecanismo de financiación sanitaria, ¿por qué está tan difundido?

En primer lugar, se presenta una gran dependencia de los pagos directos cuando los gobiernos no están dispuestos a gastar más en materia de salud o no creen o reconocen que tienen la capacidad necesaria para ampliar los sistemas de prepago y mancomunación. Esto abre una brecha entre la cobertura necesaria de servicios y la cobertura que el gobierno consigue otorgar. Como de costumbre, el personal sanitario queda atrapado en el medio, arreglándose con salarios bajos (complementados a veces con cobros informales) y tratando de brindar los servicios con materiales y medicamentos insuficientes. En respuesta a esta situación, muchos gobiernos han escogido la aplicación de cuotas o copagos formales para los usuarios con el fin de complementar los salarios del personal sanitario y conseguir una mayor disponibilidad de materiales y medicamentos.

En segundo lugar, los pagos directos ofrecen la oportunidad de sacar provecho de recursos en zonas donde los centros sanitarios, de otra manera, podrían no tener dinero en absoluto, tal vez en zonas donde la financiación del gobierno llega de manera irregular o no llega. En la República Democrática del Congo, la lejanía geográfica, los conflictos esporádicos y los desastres naturales han aislado a veces muchas partes del país, al menos temporalmente. Este aislamiento respecto al apoyo y al control del gobierno, especialmente en las provincias orientales, hace que el pago directo de los pacientes sea el método por defecto (aparte de la ayuda externa) para mantener los servicios en funcionamiento, por lo menos a cierto nivel (*22*). En general, los pagos directos se convierten en el método común de financiación sanitaria tras las crisis, particularmente después de un periodo de conflicto armado. En un momento en que la mayoría necesita acceder a los servicios sanitarios, muchas personas simplemente no pueden permitirse el tratamiento (*23*).

En tercer lugar, el pago directo puede parecer una opción atractiva durante periodos de recesión económica. De hecho, la primera oleada de pagos de los usuarios por los servicios sanitarios en centros públicos de países desarrollados fue catalizada por la recesión mundial de los años 70. La crisis de la deuda mundial desencadenó unas políticas estructurales de ajuste que restringieron el gasto público (*24*). Una de las respuestas sugeridas en ese entonces era que el cobro de tarifas podría ser una forma de generar el ingreso adicional que se necesitaba, reducir el uso excesivo y promover que se proveyeran los servicios con menos cobros y costos (*25*).

La Iniciativa de Bamako (Malí) de 1987 fue uno de los resultados de este tipo de pensamiento. Esta, aprobada por los ministros de sanidad africanos, se redactó sobre la lógica de que, en el contexto de un sector de salud pública que de forma crónica carece de recursos, los pagos directos garantizarían por lo menos algo de financiación para pagar los medicamentos necesarios y, algunas veces, al personal a nivel local (*26*). Existen datos que demuestran que las reformas inspiradas por Bamako mejoraron la disponibilidad de los servicios y medicamentos en algunos contextos, si bien otros datos apuntan a que los pagos directos también crearon barreras de acceso, especialmente para las personas pobres (*27–31*).

Finalmente, muchos países imponen algún tipo de pago directo, con frecuencia para frenar el uso excesivo de los servicios sanitarios, como una manera de contener el gasto. Esta es una manera un tanto burda de controlar los gastos y tiene el efecto secundario indeseado de disuadir de su uso a algunos de los grupos de población que más lo necesitan. Se analizará con más detalle en el Capítulo 4.

¿Funcionan las exenciones de pago?

La mayoría de los países que se basan en los pagos directos intentan evitar la exclusión que generan eximiendo a grupos específicos (por ejemplo, a mujeres embarazadas y niños) o realizando ciertos procedimientos de manera gratuita. En 2006, el Gobierno de Burundi no aplicó cuotas en la asistencia materno-infantil, incluyendo los partos. Tres meses después de que se pusiera en práctica esta exención, el uso de los servicios ambulatorios para niños menores de cinco años aumentó el 42% (*32*). Senegal quitó las cuotas de usuario para los partos y las cesáreas en 2005; según la primera serie de evaluaciones, esta política condujo a un aumento del 10% de los partos en los centros sanitarios públicos y a un aumento de más del 30% de las cesáreas (*33*).

Los ingresos también se usaron para evaluar los requisitos necesarios para aplicar las exenciones. Por ejemplo, Alemania impone copagos para algunos servicios, pero sólo hasta un determinado límite, en función de los ingresos de la persona. Francia también ofrece un seguro complementario gratuito (seguro para cubrir los copagos) a los más desfavorecidos (*34*). Pero se ha demostrado que los planes de exención basados en los ingresos no son tan eficientes en los países de ingresos bajos. En lugares donde la mayoría de las personas son granjeros de subsistencia o no tienen un empleo con un salario formal, es difícil que los investigadores de los recursos puedan identificar quiénes están en peores condiciones de pobreza. Se ven en la disyuntiva de usar categorías generales para evitar excluir grupos dignos de ayuda (un enfoque que lleva a que algunas subvenciones vayan a parar a quienes menos lo merecen) o usar criterios demasiados estrictos que dan lugar a la falta de cobertura, lo que deja prácticamente establecidas las barreras de acceso (*35*).

Es probable que sólo declarar exenciones no sea suficiente en la mayoría de los escenarios. En Camboya, por ejemplo, una evaluación del impacto de las cuotas de usuario, cinco años después de su introducción en la década de los 90, mostró que las exenciones no eran eficaces: el 50% del ingreso obtenido con la cuota se redistribuía para el personal sanitario, cada caso de exención representaba una pérdida de ingresos para el personal sanitario mal pagado (*36*). Para que las exenciones sean eficaces, se necesita de un mecanismo de financiación que compense a los centros por las posibles pérdidas de ingresos. Posteriormente, Camboya escogió ese camino. Se introdujeron los fondos de inversión en salud, con financiación de las agencias donantes específicas, para compensar a los centros y al personal sanitario por los ingresos perdidos al conceder exenciones a los pobres.

Esta decisión se asoció al aumento del uso de las instalaciones sanitarias por parte de los grupos más pobres, tanto en las zonas urbanas como en las rurales (*37, 38*). También se ganó en cuanto a la protección del riesgo financiero; la solicitud de préstamos para pagar la asistencia fue menor para los beneficiarios de los fondos de inversión en salud que para los pacientes que pagaban las cuotas (*39*). El apoyo a este enfoque ha aumentado: actualmente, los fondos de inversión en acciones para la salud están financiados en su mayoría a través de los fondos de donantes mancomunados del Proyecto de Asistencia al Sector Sanitario de Camboya; aunque a partir de 2007, también han atraído otros fondos nacionales del ministerio de economía y hacienda. Un enfoque similar se adoptó en Kirguistán (*40*).

Pero hay otros factores que disuaden a las personas pobres de usar los servicios, incluso cuando hay exenciones o subvenciones disponibles para cubrir sus gastos; factores que son más difíciles de cuantificar: por ejemplo, la reticencia de las personas pobres a que los estigmaticen por pedir una exención o una subvención, o la manera en que algunas veces el personal sanitario trata a los pobres. En los lugares donde los ingresos del personal sanitario dependen total o parcialmente de los pagos directos, existe un claro aliciente para rechazar las solicitudes de exenciones. Un estudio realizado por el Banco Mundial indicó que los centros de Kenya rara vez otorgaban más de dos exenciones al mes para el total de la población, un 42% de la cual vive por debajo del umbral de la pobreza (*41*). Por perturbador que pueda resultar, debemos tener en cuenta que el personal sanitario a menudo pasa dificultades con salarios insuficientes.

Por otro lado, parece que la selección por ingresos podría funcionar en algunos escenarios, especialmente a nivel de la comunidad. Por ejemplo, en Camboya, se pidió a los líderes de la comunidad que determinaran quiénes deberían estar exentos de las cuotas que financiarían los fondos de inversión en acciones para la salud. Sus evaluaciones demostraron ser certeras, al menos en la medida en que las personas que fueron elegidas sufrían un grado de indigencia mayor que el de quienes no lo eran (*42*). En Pakistán, el proyecto HeartFile está investigando nuevos mecanismos de exención que se evaluarán en breve (*43*).

En la década de los 90, muchos países que formaban parte de la antigua Unión Soviética vieron descender rápidamente los niveles del gasto público sanitario, con el consiguiente rápido crecimiento de los desembolsos personales informales. Esto creó grandes barreras económicas para la asistencia de quienes no podían pagar. Como resultado, muchos de estos países introdujeron cuotas o copagos formales diseñados para restringir los pagos informales y aumentar los recursos adicionales. Luego tuvieron que introducir mecanismos de exención para identificar y proteger a quienes no podían costeárselos (*44*). A pesar de esto, muchos de estos países siguen registrando índices relativamente altos de catástrofes financieras relacionadas con los pagos directos de los servicios sanitarios (*45*).

La eliminación de los pagos directos

Los problemas prácticos que dificultan los esfuerzos para detectar determinados grupos desaparecen cuando los responsables políticos amplían las exenciones al total de la población. Recientemente, seis países de ingresos bajos han abolido los pagos directos en las instalaciones públicas, y uno de ellos extendió esta política a centros sanitarios no administrados por el gobierno (*46*). En algunos casos, esta acción consigue que aumente notablemente la cantidad de personas que buscan tratamiento. Por ejemplo, quitar las cuotas en la zona rural de Zambia en abril de 2006 y en enero de 2007, tuvo como consecuencia un aumento del 55% del uso de los centros públicos; las regiones con mayor concentración de personas pobres registraron los aumentos más grandes (*47*). El índice de asistencia en los centros de Uganda se incrementó un 84% al abolirse las cuotas en 2001 (*48*).

Sin embargo, en ambos casos, la abolición de las cuotas no fue la única medida; el aumento de los presupuestos para los centros sanitarios rurales formó parte integral de la política. En Zambia, el aumento de las asignaciones de las fuentes nacionales, junto con la ayuda de los donantes, implicó que los distritos recibieran un 36% más de ayuda presupuestaria de lo que habían recibido de las cuotas de usuario el año anterior. El Gobierno ugandés aumentó el gasto para medicamentos y les dio a los administradores de los centros mayor control sobre los fondos presupuestarios, de modo que no perdieran la flexibilidad que antes se obtenía con las cuotas.

Algunos observadores han argumentado que los cargos directos de los centros públicos se pueden eliminar sin demasiado sufrimiento debido a que estos han generado sólo ingresos limitados (*49, 50*). Los estudios sobre cuotas de usuario oficiales aplicadas en los centros públicos de 16 países subsaharianos revelaron que habían generado una media del 5% del gasto total constante del sistema sanitario, sin incluir los costes administrativos (*51, 52*).

No obstante, los fondos presupuestados están en gran parte vinculados a los costes fijos de personal e infraestructuras, lo que deja poco margen para las importantes aportaciones para el tratamiento de los pacientes, como los medicamentos y otros artículos desechables. Aquí es donde los ingresos derivados de las cuotas suelen desempeñar un papel fundamental. Un estudio de una región de Ghana mostró que, si bien los pagos directos proporcionaban sólo el 8% y el 27% del gasto total de una muestra de centros sanitarios y hospitales, respectivamente, estos representaban el 66% (en centros sanitarios) y el 83% (en hospitales) de los gastos no salariales, constituyendo una parte importante de los únicos fondos relativamente flexibles bajo el control del administrador del centro (*53*).

Sea cual sea su valor preciso dentro del sistema, los responsables políticos deben considerar las consecuencias de quitar los pagos directos. Sin una planificación para el contexto específico de aumento de demanda y pérdida de ingresos, la abolición de las cuotas puede tener como consecuencia un personal mal remunerado y sobrecargado de trabajo, dispensarios sin medicamentos y equipos averiados o con un mantenimiento deficiente (*46, 54*). Merece la pena señalar que, en Uganda, la incidencia de los gastos catastróficos en salud entre los pobres no disminuyó después de la supresión de las cuotas de usuario; muy probablemente porque la falta frecuente de disponibilidad de los medicamentos en los centros públicos después de 2001 obligó a algunos pacientes a dirigirse a las farmacias privadas (*55*). También es posible que los pagos informales al personal sanitario aumentaran para compensar los ingresos perdidos que se obtenían de las cuotas de usuario.

El retorno a los pagos informales parece ser uno de los riesgos que conlleva quitar las cuotas de usuario, aunque no queda claro hasta qué punto sucede esto. Tampoco está claro si los países que introdujeron cuotas oficiales para intentar restringir los pagos informales han logrado eliminarlos, más allá de haber tenido cierto éxito en reducirlos (*56*).

Estas experiencias demuestran que para disminuir la dependencia de los pagos directos (un obstáculo de mucha importancia para la cobertura universal) es esencial encontrar otros recursos que sustituyan al dinero oficial o extraoficial que antes se recaudaba. Esto puede ocurrir de forma directa si los gobiernos tienen capacidad para encauzar más fondos hacia la salud y están dispuestos a hacerlo (*57*). Pero existen alternativas para realizar sólo un mayor gasto, que implican realizar otros cambios en el sistema financiero.

Estas no deben ser consideradas únicamente para los países con recursos limitados. Si bien en la mayoría de los países de la Organización para la Cooperación y el Desarrollo Económicos (OCDE), los pagos directos desempeñan un papel poco importe, en muchos se ha observado una tendencia al aumento, incluso antes de la crisis económica mundial. Muchos habían incrementado la participación del coste para los pacientes mediante los pagos directos para limitar las contribuciones gubernamentales y poner freno al uso innecesario de los servicios (*58*). Esos pagos directos crean dificultades económicas para algunas personas y limitan el acceso a los servicios para otras. Como hemos señalado en el Capítulo 1, los pagos directos provocan que más del 1% de la población, o casi cuatro millones de personas, se vean obligados a sufrir pagos catastróficos cada año en sólo seis países de la OCDE.

La unión hace la fuerza

La forma más eficaz de lidiar con el riesgo financiero por el pago de los servicios sanitarios es compartirlo y, cuanta más gente lo comparta, mejor será la protección. Had Narin Pintalakarn se unió a la gente de su pueblo para establecer un fondo de emergencia al que se recurriría en casos de enfermedad o accidente; el coste de su cirugía cerebral y de la asistencia en el hospital regional de Khon Kaen (Tailandia) habría agotado sus reservas. Afortunadamente, se unió al conjunto que paga impuestos en Tailandia y que financia el plan de cobertura universal. Esta no fue una decisión consciente, sino una decisión que otros tomaron y por la que lucharon durante muchas décadas. Pinkalakarn, como jornalero eventual que ganaba el equivalente a US$ 5 al día, formaba parte de ese grupo enorme de personas que no podía aportar ni un sólo baht en el momento de recibir asistencia, pero aún así pudo recibir tratamiento y recuperarse de nuevo. La unión hace la fuerza (Cuadro 3.1).

Durante mucho tiempo, la gente ha estado recaudando un fondo mancomunado con el dinero para protegerse a sí mismos del riesgo financiero de pagar por los servicios sanitarios. El plan de seguro *Students' Health Home* se puso en marcha en Bengala Occidental (India) en 1952, y en varios países africanos occidentales, incluidos Benin, Guinea, Malí y Senegal, dichos planes han estado funcionando desde la década de los 80, a menudo con apenas unos centenares de miembros (*64–67*). Estos planes están muy localizados, usualmente ligados a un pueblo o un grupo de profesionales. En Ucrania, por ejemplo, las personas han formado los llamados «fondos para la enfermedad» para ayudar a pagar los costes de los medicamentos en los lugares donde la provisión presupuestaria para los centros sanitarios locales es limitada. Los aportes suelen corresponder a aproximadamente un 5% de los salarios y con frecuencia se complementan con dinero recaudado en eventos benéficos. Si bien la cobertura no es grande, si se mide a nivel nacional, los fondos cumplen un papel importante en algunos pueblos pequeños con centros sanitarios sin financiación suficiente (*68*).

Ante la falta de una alternativa eficaz (es decir, un sistema mancomunado regulado con fondos públicos que funcione), dichos planes han demostrado ser populares entre los diferentes grupos de población. En Bangladesh, India y Nepal, funcionan un total de 49 planes comunitarios relacionados con la salud; los de la India asisten a los trabajadores informales como los peones y los pequeños granjeros. Estos planes pueden tener cientos de miles de miembros (*69*) pero, en términos relativos, suelen ser demasiado pequeños para funcionar con eficacia como fondos mancomunados de riesgo y sólo brindan una cobertura limitada para intervenciones caras como las cirugías. Sin embargo, ofrecen cierto grado de protección, cubriendo los costes de la asistencia primaria y, en algunos casos, parte del coste de la hospitalización; asimismo permiten que las personas se familiaricen con el pago anticipado y con los fondos mancomunados y pueden generar la solidaridad necesaria para estimular un mayor avance hacia la cobertura universal (*70*).

El seguro médico comunitario o micro-seguro también puede ser un peldaño institucional hacia planes regionales más amplios que, a su vez, pueden consolidarse en fondos mancomunados de riesgo a nivel nacional, aunque esto siempre requiere del apoyo del gobierno. Muchos de los países que se han acercado a la cobertura universal comenzaron con pequeños planes voluntarios de seguro médico que gradualmente se consolidaron en seguros sociales obligatorios para grupos específicos, alcanzando finalmente niveles muy superiores de protección frente al riesgo financiero en fondos mancomunados notablemente más grandes. Muchos años más tarde, los planes voluntarios de seguro médico fueron de gran importancia en la ayuda al desarrollo de la cobertura universal en Alemania y Japón.

Más recientemente, varios países han elegido un camino más directo hacia la cobertura universal que el que siguieran Alemania y Japón hace un siglo. Antes de las reformas para la cobertura universal iniciadas en 2001, Tailandia esbozó varios planes por separado: el Plan de Prestaciones Sanitarias para los Pobres, el plan de Tarjeta Sanitaria Voluntaria, el Plan de Beneficios Médicos para

Cuadro 3.1. **La unión hace la fuerza**

La planificación de los responsables políticos para alejarse de las cuotas de usuario y otros tipos de pagos directos cuenta con tres opciones relacionadas entre sí. La primera es reemplazar los pagos directos con modalidades de prepago, generalmente, con una combinación de impuestos y aportaciones al seguro. La segunda es consolidar los fondos mancomunados existentes convirtiéndolos en capitales comunes más grandes, y la tercera es mejorar la eficiencia con la que se utilizan los fondos (este tema se aborda en el Capítulo 4).

El prepago no significa necesariamente que las personas paguen los costes totales de la asistencia que reciban, sino que realicen pagos por anticipado. Implica que contribuyan a un fondo mancomunado al que podrán recurrir ellas, u otras personas, en caso de enfermedad. Durante algunos años, pueden recibir servicios que superen sus contribuciones y, durante otros, servicios que sean inferiores a estas.

Si los fondos mancomunados se consolidan o no en un gran fondo nacional, o se mantienen de forma independiente para impulsar la competencia o reflejar las necesidades de las diferentes regiones, es en parte una cuestión de las preferencias del país. En la mayoría de los países de ingresos elevados, la recaudación y la mancomunación tienen lugar a nivel del gobierno central, con las tareas de recaudación y mancomunación repartidas entre el ministerio de economía o de hacienda y el ministerio de sanidad. Por ejemplo, la República de Corea decidió fusionar más de 300 aseguradoras individuales en un único fondo nacional (*59*).

Pero también hay excepciones. Una abrumadora mayoría de ciudadanos suizos votó para mantener múltiples fondos mancomunados en lugar de formar un único *caisse unique*, y los recursos se mancomunan para grupos de personas más pequeños (*60*). Los Países Bajos han tenido un sistema de fondos competitivos desde principios de la década de los 90 (*61*). En ambos casos, los aportes al seguro son obligatorios y ambos gobiernos buscan consolidar los fondos mancomunados, al menos en alguna medida, por medio de la compensación de riesgos, mediante la cual el dinero se transfiere desde los fondos de seguros que prestan servicio a una mayor proporción de personas de bajo riesgo hacia los que aseguran predominantemente a personas de alto riesgo y por eso incurren en gastos mayores.

Sin embargo, la experiencia sugiere que un fondo mancomunado único ofrece varias ventajas, incluidas una mayor eficiencia (véase el Capítulo 4) y la capacidad para la subvención cruzada dentro de la población. Existen pruebas convincentes de que los sistemas de mancomunación fragmentada sin compensación de riesgos pueden funcionar en contra de los objetivos de equidad en la financiación, porque cada fondo mancomunado tiene un aliciente para inscribir a personas de bajo riesgo y los sectores de población que reciben más beneficios no están dispuestos a compartir sus fondos mancomunados con los sectores de la población que están en peores condiciones económicas (*62*).

La compensación de riesgos también tiene lugar cuando los gobiernos centrales asignan fondos para la salud a niveles inferiores de gobierno o a centros sanitarios en diferentes zonas geográficas. Las personas y las empresas en las regiones más ricas y con menos problemas de salud suelen contribuir más al fondo mancomunado en impuestos y cargos de lo que reciben, mientras que quienes viven en regiones más pobres y con mayores problemas de salud, reciben más de lo que aportan. Algunos países, además, utilizan fórmulas complejas de asignación para decidir cuál es la distribución justa entre las diferentes zonas geográficas y los diferentes centros (*63*).

Funcionarios Públicos, el Plan de Seguridad Social para el sector formal y el seguro privado. A pesar de la rápida expansión de la cobertura durante la década de los 90, alrededor del 30% de la población tailandesa seguía sin contar con ella en 2001 (*71*). Además, el plan para los funcionarios del estado recibió de parte del gobierno una subvención por miembro muy superior a la que percibió el Plan de Prestaciones Sanitarias para los Pobres (*72*). De hecho, estos planes aumentaron las desigualdades.

El programa de reforma para la cobertura universal de 2001 avanzó rápidamente para reducir la serie fragmentada de planes y subvenciones de la oferta que el gobierno hizo a los centros sanitarios. Los responsables políticos rechazaron ampliar la cobertura lentamente a través de las contribuciones a los seguros, reconociendo que una gran proporción de las personas que seguían sin cobertura tenían empleos informales y muchos eran demasiado pobres para aportar pagos al seguro (*73*). En cambio, sustituyeron los antiguos planes de Prestaciones Sanitarias y Tarjeta Sanitaria Voluntaria, y utilizaron ingresos del presupuesto general que antes se derivaban a estos planes y a los prestadores públicos, con el fin de crear un fondo mancomunado nacional para lo que ahora se llama «plan de cobertura universal» (previamente denominado «plan de los 30 baht»). Los planes para los funcionarios públicos y de seguridad social se mantuvieron de forma independiente, pero el plan de cobertura universal seguía reuniendo fondos mancomunados para casi 50 millones de personas y había reducido la proporción de la población sin cobertura de seguro del 30% a menos del 4%.

Todos los países que usan aseguradoras que compiten por la cobertura obligatoria utilizan algún sistema de compensación de riesgos para evitar los efectos negativos de la fragmentación. La República Checa comenzó con una variedad de aseguradoras médicas, pero sólo un fondo se responsabilizó de la carga de una base de clientes mucho mayores y más pobres. En 2003, el gobierno amplió su mecanismo de compensación de riesgos a todas las rentas obligatorias de pago anticipado para el seguro médico, transfiriendo con eficacia los recursos desde los fondos que cubrían a las personas de bajo riesgo hasta aquellos que cubrían a las personas de alto riesgo. Asimismo, esta reforma creó un sistema para compensar a los aseguradores por los casos con costes altos (*74*).

¿Dónde y cómo dar cobertura a un mayor número de personas?

En el avance hacia la financiación sanitaria basada en el prepago y la mancomunación, los responsables políticos deben decidir primero cuáles son los sectores de la población que se desean cubrir. Históricamente, muchos de los países de ingresos altos de Europa y también Japón han empezado con los trabajadores del sector formal, que son fáciles de identificar y cuyos ingresos salariales regulares son relativamente fáciles de gravar.

Sin embargo, si hoy comenzáramos con el sector formal nos arriesgaríamos a una mayor fragmentación y desigualdad, en lugar de encaminar el sistema hacia un gran fondo mancomunado de riesgo que permita que las subvenciones pasen de ricos a pobres y de personas sanas a enfermàs.

Desde 1980, puede que la República de Corea haya sido el único país que ha avanzado hacia la cobertura universal en este sentido. Allí, el sistema se desarrolló bajo un fuerte liderazgo del gobierno y en medio de un rápido crecimiento económico y con niveles elevados de participación de los trabajadores del sector formal (en comparación con la mayoría de los países de ingresos bajos y medios) (*75*, *76*).

En otros lugares, los resultados han sido menos positivos. En general, los grupos que al principio reciben cobertura presionan para aumentar los beneficios o disminuir las aportaciones, pero no para ampliar la cobertura a otros, especialmente a aquellos que no pueden contribuir. Esto agrava las desigualdades, puesto que quienes tienen empleos formales suelen contar con una seguridad financiera mayor que la del resto de la población. Esta fue la experiencia de México, hace 15 años, cuando varios tipos de fondos mancomunados cubrían distintos grupos de poblaciones, cada uno con un nivel de beneficios diferente (*77–79*). Dichos planes no sólo son injustos, sino también ineficientes y costosos (*80*, *81*). Esta fue la lógica de las reformas más recientes en México, dirigidas a brindar una cobertura más eficaz a los grupos más pobres (*82*).

La mayor prioridad: los pobres

En la planificación para financiar la cobertura universal, los responsables políticos no deben excluir a quienes no pueden hacer aportaciones, quizás porque no ganan lo suficiente como para pagar impuestos sobre la renta o para hacer contribuciones al seguro. La cuestión clave es si los derechos deben estar relacionados con las aportaciones. ¿Deberían recibir asistencia sanitaria gratuita aquellos que no contribuyen económicamente? Según lo poco que se ha investigado sobre este tema, si bien la mayoría de las personas considera que los pobres deberían recibir ayuda con los costes de la asistencia sanitaria, también cree que dicha ayuda debería dejar de cubrirlo todo (*83*). Cada país verá este tema a través de su propia lente socio-económica, pero los responsables políticos deben recordar que los sistemas de financiación sanitaria que se perciben como justos tienen mayor probabilidad de mantenerse a largo plazo.

El riesgo de exclusión no se limita a los enfermos y a los pobres. Por ejemplo, están los pobres que desempeñan trabajos peligrosos. En la región donde Narin Pintalakarn tuvo el accidente, los jornaleros son las personas con mayor probabilidad de terminar en una unidad de cuidados intensivos o, si no se hace frente a los pagos para su tratamiento, en la morgue del pueblo.

Sea cual sea el sistema que se adopte, se necesitarán algunos ingresos de la administración pública para garantizar que las personas que no puedan pagar las contribuciones puedan acceder igualmente a los servicios sanitarios; por ejemplo, mediante la subvención de las primas de seguro médico o la no imposición del pago directo. En los casos en que el total combinado del gasto con cargo a los ingresos de la administración pública y a las contribuciones obligatorias del seguro médico es inferior a un 5–6% del producto interno bruto (PIB), los países luchan por asegurar la cobertura de los servicios sanitarios para los pobres (*84*). La Oficina Regional de la

Cuadro 3.2. Las cuestiones de derecho en la República de Moldova

La República de Moldova introdujo un sistema nacional de seguro médico obligatorio en 2004. La ley estipula que la población económicamente activa realice contribuciones a través de impuestos sobre las remuneraciones o, si son autónomos, mediante una contribución de tasa fija. El resto de la población, incluyendo a quienes están registrados como desempleados o quienes no trabajan, está exenta de realizar aportaciones y está asegurada por el gobierno, que hace una contribución a su nombre. El cambio en la base del derecho por el que se pasa de ser un ciudadano de la República de Moldova a ser un individuo que paga una prima ha provocado que un cuarto de la población (el 27,6% en 2009) no tenga un acceso suficiente a la asistencia sanitaria. Estas personas, en su mayoría agricultores de las zonas rurales, tienen acceso a los servicios de urgencia y a una cantidad limitada de consultas con los profesionales de asistencia médica primaria, pero tienen que pagar directamente de su bolsillo el resto de servicios (*87*).

El gobierno no sólo exigió a estas personas (muchas de ellas viviendo por debajo del umbral de la pobreza) que pagaran una prima, sino que esta prima se fijó para todas las personas que se pueden asegurar con medios propios, incluidos los médicos, los notarios y los abogados. En febrero de 2009 se aprobó otra ley que garantiza que todas aquellas personas inscritas como pobres, de conformidad con la Ley sobre Asistencia Social recientemente aprobada, recibirán automáticamente un seguro médico totalmente subvencionado. Más tarde, se trataron asuntos relacionados con la cobertura a través de la legislación aprobada en diciembre de 2009, que amplió de forma notable (por ejemplo, a toda la asistencia primaria) el paquete de servicios para todos los ciudadanos, independientemente de la categoría de los seguros. A pesar de la persistencia de algunos problemas de desigualdad, la mancomunación de toda la financiación pública para la asistencia sanitaria y la división entre las funciones de adquisición y prestaciones han conducido a una mayor equidad geográfica en el gasto sanitario del gobierno *per capita* desde que se presentó la reforma del seguro médico en 2004 (*90*).

OMS de las Américas defiende un nivel del 6% (*85, 86*). Únicamente los países ricos logran este nivel de fondos mancomunados obligatorios, pero los países cuyo objetivo es la cobertura universal necesitan desarrollar estrategias para ampliar las contribuciones que darán cobertura a los pobres con el tiempo. Esto se puede hacer de varias maneras, incluso subvencionando las aportaciones del seguro o prestando los servicios de manera gratuita.

Mientras que la identificación de quiénes recibirán la cobertura requiere un análisis minucioso, el lugar de dónde provendrá el dinero, si de los ingresos de la administración pública o de algún tipo de contribución obligatoria al seguro médico, es un problema menor. De hecho, simplificar las opciones en una dicotomía impuestos/seguro médico puede ayudar. En la mayoría de los sistemas de financiación sanitaria prevalece la hibridación: la recaudación, la mancomunación y el gasto de los recursos depende de una mezcla de mecanismos. Las fuentes de ingresos no determinan necesariamente cómo se mancomunan los fondos o a quiénes benefician. Los aportes al seguro realizados por los empleadores y/o los empleados pueden ponerse dentro del mismo fondo mancomunado al que van las contribuciones de ingresos de la administración general. En 2004, el Gobierno de la República de Moldova presentó su Compañía Nacional de Seguro Médico, haciendo uso de dos fuentes principales de recursos: un nuevo impuesto del 4% gravado en los salarios (que aumentó al 7% en 2009) y los ingresos del presupuesto general, que antes se dirigían a los centros sanitarios regionales y nacionales y que se han redirigido hacia la compañía (*87*).

La agrupación de los ingresos del presupuesto general con las aportaciones al seguro obligatorio eliminó prácticamente la fragmentación del sistema presupuestario descentralizado y, cuando se combinó con un cambio del método de pago en función de los ingresos por un método de pago en función del producto, llevó a una mayor igualdad en el gasto sanitario del gobierno *per capita* en todas las zonas gubernamentales locales. Asimismo, hubo una disminución del nivel de desembolsos personales para el 20% más pobre de la población (*88, 89*), a pesar de que la República de Moldova todavía se enfrenta al reto de ampliar la cobertura a otros segmentos de la población (Cuadro 3.2).

Incluso Alemania, considerada el país con la seguridad social basada en el empleo más antigua del mundo, ha aumentado la participación de los ingresos de la administración pública en los fondos mancomunados del seguro. Esta medida se adoptó en respuesta a los desafíos que plantean el envejecimiento de la población y la consiguiente disminución de la base de cotizaciones al seguro médico vinculadas al salario. Este país también ha tenido que considerar el impacto de la crisis económica mundial que comenzó en 2008 sobre el empleo y los índices de cotización. Posteriormente, Alemania ha inyectado fondos adicionales provenientes de los ingresos de la administración pública al sistema de seguros y ha reducido las tasas de cotización al seguro médico vinculadas al salario del 15,5% al 14,9% (*91, 92*).

Otras barreras de acceso

Si bien el cambio de los pagos directos a un sistema de prepago y mancomunación ayuda a las personas pobres a obtener asistencia, esto no garantiza el acceso. Los pagos directos son sólo uno de los costes económicos a los que las personas se enfrentan en su búsqueda de servicios sanitarios y es posible que las cuotas que pagan los usuarios en los centros públicos sean una parte pequeña de estos costes. Es más, los costes económicos son sólo una de las posibles barreras a la asistencia (*93, 94*). Existen barreras culturales e idiomáticas en sociedades que son multiculturales; por ejemplo, en sitios donde a las mujeres no se les permite viajar solas en determinados entornos.

Los resultados de las Encuestas sobre la Salud Mundial en 39 países de ingresos bajos y medio-bajos mostraron que, en promedio, sólo el 45% del total de desembolsos personales para la asistencia ambulatoria fueron pagados en centros públicos, incluyendo los honorarios médicos, los medicamentos y las pruebas (los segmentos grises en la Figura 3.3). En algunos países, fue inferior al 15%. El 55% restante estuvo constituido por pagos a instituciones privadas, incluidas las organizaciones no gubernamentales, los medicamentos y las pruebas realizadas de forma particular (*95*). La oferta de servicios sanitarios gratuitos en los centros públicos recorre sólo un tramo del camino hacia la reducción de las barreras económicas al acceso y en algunos países, se trata de un tramo muy pequeño.

El transporte puede ser otro gasto importante, especialmente en zonas rurales alejadas. El mismo estudio de Encuestas sobre la Salud Mundial de 39 países mostró que los gastos de transporte representaban, en promedio, más del 10% del total de los desembolsos personales en los que incurrieron quienes buscaban servicios sanitarios (*95*). Los gastos de transporte también pueden persuadir a la gente de que retrasen el tratamiento (*96*). Una estancia

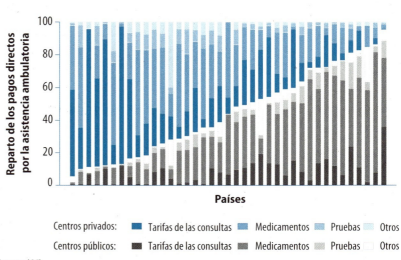

Figura 3.3. **Pagos directos realizados en centros públicos y privados de 39 países**

Fuente (*95*).

prolongada en un hospital suele exigir alojamiento y comida para quienes cuidan del paciente. Esto también se suma al coste del tratamiento (*97*). Incluso en los lugares donde no se aplican las cuotas de usuario o donde estas son limitadas, los gastos de transporte y otros pagos directos pueden constituir un impedimento para los hogares que perciben la asistencia oportuna (*98*).

Hay varias maneras de superar estas otras barreras económicas. Una de las más obvias consiste en invertir en asistencia primaria, garantizando a todos un acceso físico fácil y barato a los servicios. Este fue un factor clave en el avance de Tailandia hacia la cobertura universal. La reforma de la financiación sanitaria estuvo acompañada de una ampliación de la asistencia primaria en todo el país y de un servicio sanitario rural para el que se solicitó a los recién licenciados en medicina que prestaran sus servicios (*99*).

Otros países han optado por una reforma gradual, usando cupones o transferencias en efectivo condicionadas, que otorgan a la gente los medios económicos para acceder a los servicios y/o someterse a algunas intervenciones médicas específicas, generalmente relacionadas con la prevención (*100*, *101*).

El uso de estas transferencias ha sido más generalizado en América Latina, donde han tenido cierto éxito en Brasil, Colombia, Honduras, México y Nicaragua (*102–104*). En México, el plan de transferencias condicionales de efectivo «Oportunidades» (antes conocido como «Progresa»), que se inició en 1997 y da cobertura a 5 millones de familias con casi US$ 4 mil millones de gasto público, ha mejorado la salud de los niños y ha reducido la mortalidad infantil (*105*, *106*).

Las transferencias condicionadas de dinero en efectivo se han aplicado en varios países, incluidos Bangladesh, Ecuador, los Estados Unidos de América, Guatemala, India, Indonesia, Kenya, Nepal, Pakistán y Turquía. Aunque tienen su importancia en la financiación sanitaria, son de poca utilidad en zonas donde los servicios son limitados o de mala calidad, como es el caso de la parte rural del África Subsahariana.

Los planes de transferencias condicionadas de dinero en efectivo y de cupones para compensar los costes y los ingresos perdidos en la búsqueda de asistencia sanitaria sólo funcionan si se administran de manera coherente. Esto implica incurrir en gastos potencialmente cuantiosos y arriesgarse a la falta de eficiencia, como el desvío a las personas que no son pobres y que, debido a su educación o a sus contactos, pueden aprovecharse mejor de tales beneficios.

No obstante, en zonas donde las barreras de acceso son importantes (por ejemplo: zonas pobres o zonas rurales aisladas) los planes de transferencias condicionadas de dinero en efectivo o de cupones pueden ser el único medio para garantizar a corto plazo que las personas obtengan la asistencia oportuna que necesitan.

Conclusión

Las últimas tres décadas nos han dado diversas lecciones sobre el fracaso de los pagos directos, como las cuotas de usuario, para financiar los sistemas sanitarios. La solución es el avance hacia un sistema de prepago y mancomunación que divida el riesgo financiero de la enfermedad entre el mayor grupo de población posible. Esto debe planificarse cuidadosamente para evitar que se agrave la situación desesperada de las muchas personas pobres y vulnerables que hay en el mundo, especialmente de aquellas que viven en zonas aisladas. El Cuadro 3.3 resume los datos presentados en este capítulo que se pueden utilizar para informar sobre la toma de decisiones de un país.

Los objetivos a largo plazo deben ser: reducir el nivel de pagos directos por debajo del 15–20% del gasto sanitario total y aumentar a más del 5–6% la proporción del gasto combinado a cargo del gobierno y del seguro obligatorio en el PIB. Alcanzar estas metas llevará su tiempo en algunos países, que podrían ponerse objetivos más factibles a corto plazo. La transición puede resultar desalentadora, pero muchos países han dado grandes pasos recientemente, incluso países con recursos limitados.

La ayuda económica externa será vital en el caso de los países que no tienen la capacidad de generar la financiación o que carecen de los recursos técnicos para sustentar la transición. Es importante que esta ayuda se otorgue dentro el espíritu de la Declaración de París, Francia, de manera que permita a los receptores de la ayuda formular y ejecutar sus propios planes nacionales en función de sus prioridades. Debe evitarse la forma fragmentada en la que los donantes encauzan los fondos hacia los países. También es necesario que los socios para el desarrollo recuerden que muchos de los gobiernos que actualmente dependen de las cuotas de usuario las aplicaron en respuesta al asesoramiento externo y, algunas veces, a los requisitos de los donantes.

La transición a un sistema de prepago y mancomunación necesita la actuación a nivel nacional e internacional para cumplir con los compromisos de préstamos adquiridos durante la última década. El éxito dependerá en gran medida de la movilización sostenida de los recursos al nivel al que se comprometieron los gobiernos. Si no se invierte lo necesario en los servicios

---

Cuadro 3.3. Ideas clave para reducir las barreras económicas

La pregunta clave para los responsables actuales de la toma de decisiones es: ¿cómo podemos modificar el sistema de financiación existente para beneficiarnos de la fuerza de las cifras donde esa unión hace la fuerza o para proteger los logros que ya se han conseguido? Aquí se enumeran algunas de las consideraciones fundamentales para los responsables políticos que buscan aumentar la protección financiera de la población y, al mismo tiempo, reducir las barreras del uso de los servicios necesarios.

Pagos mancomunados

Los países pueden progresar más rápidamente hacia la cobertura universal mediante la introducción de formas de prepago y mancomunación con el fin de aprovechar la ventaja de la unión que hace la fuerza.

Consolidar o compensar

Hay posibilidades de mejorar la cobertura consolidando los fondos mancomunados fragmentados o desarrollando medidas de compensación de riesgos que permitan la transferencia de fondos entre ellos.

Combinar los impuestos y la seguridad social

La procedencia de los fondos no debe determinar cómo se agrupan. Las contribuciones de impuestos y seguros pueden combinarse para cubrir a toda la población, en lugar de mantenerse en fondos independientes.

Las contribuciones obligatorias ayudan

Los países que se han acercado a la cobertura universal utilizan algún tipo de plan de contribución obligatoria, estén financiados por los ingresos de la administración pública o por las aportaciones del seguro obligatorio. Esto permite que los fondos mancomunados den cobertura a las personas que no pueden pagar, que podemos encontrar en todas las sociedades.

Los planes voluntarios son un primer paso útil

En aquellos países donde su amplio contexto económico y fiscal sólo permiten niveles bajos de recaudación de impuestos o de contribuciones del seguro obligatorio, los planes voluntarios tienen el potencial de ofrecer una cierta protección contra los riesgos financieros de la enfermedad y podrían ayudar a la gente a comprender los beneficios del prepago y la mancomunación. Pero la experiencia indica que su potencial es limitado.

Omitir el pago directo

Únicamente cuando los pagos directos de los hogares alcanzan un 15–20% del total de los gastos sanitarios, la incidencia del gasto catastrófico disminuye a niveles insignificantes, aunque haya países y regiones que quieran establecer objetivos a medio plazo, tal y como explicamos antes sobre la Región de Asia Sudoriental y la Región del Pacífico Occidental de la OMS.

sanitarios, especialmente en infraestructuras y en personal capacitado para proporcionar la asistencia primaria adecuada, el problema de cómo pagar la asistencia sanitaria es irrelevante. Cuando no hay asistencia de ningún tipo, la forma en que podría pagarse es irrelevante.

Por último, incluso en los países donde el sistema de prepago y mancomunación es lo habitual, siempre habrá personas necesitadas para quienes la asistencia sanitaria deberá ser realmente gratuita. ■

Bibliografía

1. Xu K et al. *Exploring the thresholds of health expenditure for protection against financial risk*. World health report 2010 background paper, no. 19 (http://www.who.int/healthsystems/topics/financing/healthreport/whr_background/en).
2. *The impact of global crises on health: money, weather and microbe*. Address by Margaret Chan at: 23rd Forum on Global Issues, Berlin, Germany, 2009 (http://www.who.int/dg/speeches/2009/financial_crisis_20090318/en/index.html, accessed 23 June 2010).
3. Witter S. *Summary of position on user fees, selected African and Asian countries (including all PSA countries)*. Briefing note for the Department for International Development, 2009 (unpublished).
4. National Health Accounts [online database]. Geneva, World Health Organization (http://www.who.int/nha, accessed 23 June 2010).
5. *Access to health care in Burundi. Results of three epidemiological surveys*. Brussels, Médecins Sans Frontières, 2004 (http://www.msf.org/source/countries/africa/burundi/2004/report/burundi-healthcare.pdf, accessed 25 June 2010).
6. Leive A, Xu K. Coping with out-of-pocket health payments: empirical evidence from 15 African countries. *Bulletin of the World Health Organization*, 2008,86:849-856. doi:10.2471/BLT.07.049403 PMID:19030690
7. McIntyre D, Thiede M, Dahlgren G, Whitehead M. What are the economic consequences for households of illness and of paying for health care in low- and middle-income country contexts? *Social Science & Medicine (1982)*, 2006,62:858-865. doi:10.1016/j.socscimed.2005.07.001 PMID:16099574
8. *World report on disability and rehabilitation*. Geneva, World Health Organization (unpublished).
9. Xu K et al. Understanding the impact of eliminating user fees: utilization and catastrophic health expenditures in Uganda. *Social Science & Medicine (1982)*, 2006,62:866-876. doi:10.1016/j.socscimed.2005.07.004 PMID:16139936
10. Habicht J, Xu K, Couffinhal A, Kutzin J. Detecting changes in financial protection: creating evidence for policy in Estonia. *Health Policy and Planning*, 2006,21:421-431. doi:10.1093/heapol/czl026 PMID:16951417
11. Saksena P et al. *Impact of mutual health insurance on access to health care and financial risk protection in Rwanda*. World health report 2010 background paper, no. 6 (http://www.who.int/healthsystems/topics/financing/healthreport/whr_background/en).
12. James CD, Bayarsaikhan D, Bekedam H. Health-financing strategy for WHO's Asia-Pacific Region. *Lancet*, 2010,375:1417-1419. doi:10.1016/S0140-6736(10)60552-1 PMID:20417844
13. *Health financing strategy for the Asia Pacific region (2010–2015)*. Manila and New Delhi, World Health Organization, WHO Regional Office for the Western Pacific and WHO Regional Office for South-East Asia, 2009 (http://www.wpro.who.int/internet/resources.ashx/HCF/HCF+strategy+2010-2015.pdf, accessed 25 June 2010).
14. Cohen J, Dupas P. Free distribution or cost-sharing? Evidence from a randomized malaria prevention experiment. *The Quarterly Journal of Economics*, 2010,125:1-45. doi:10.1162/qjec.2010.125.1.1
15. Kremer M, Miguel E. The illusion of sustainability. *The Quarterly Journal of Economics*, 2007,122:1007-1065. doi:10.1162/qjec.122.3.1007
16. Gilson L, McIntyre D. Removing user fees for primary care in Africa: the need for careful action. *BMJ*, 2005,331:762-765. doi:10.1136/bmj.331.7519.762 PMID:16195296
17. Jowett M, Danielyan E. Is there a role for user charges? Thoughts on health system reform in Armenia. *Bulletin of the World Health Organization*, 2010,88:472-473. doi:10.2471/BLT.09.074765 PMID:20539867
18. Gaal P, Cashin C, Shishkin S. Strategies to address informal payments for health care. In: Kutzin J, Cashin C, Jakab M, eds. *Implementing health reform: lessons from countries in transition*. Brussels, European Observatory on Health Systems and Policies, 2010.

19. Kruk ME, Mbaruku G, Rockers PC, Galea S. User fee exemptions are not enough: out-of-pocket payments for 'free' delivery services in rural Tanzania. *Tropical medicine & international health : TM & IH*, 2008,13:1442-1451. doi:10.1111/j.1365-3156.2008.02173.x PMID:18983268

20. Lewis M. Informal payments and the financing of health care in developing and transition countries. *Health Aff (Millwood)*, 2007,26:984-997. doi:10.1377/hlthaff.26.4.984 PMID:17630441

21. *Women and health: today's evidence, tomorrow's agenda*. Geneva, World Health Organization, 2009 (http://whqlibdoc.who.int/publications/2009/9789241563857_eng.pdf, accessed 25 June 2010).

22. Rossi L et al. Evaluation of health, nutrition and food security programmes in a complex emergency: the case of Congo as an example of a chronic post-conflict situation. *Public Health Nutrition*, 2006,9:551-556. doi:10.1079/PHN2005928 PMID:16923285

23. *Global health cluster position paper: removing user fees for primary health care services during humanitarian crises*. Geneva, World Health Organization, 2010 (http://www.who.int/hac/global_health_cluster/about/policy_strategy/EN_final_position_paper_on_user_fees.pdf, accessed 25 June 2010).

24. Andrews S, Mohan S. User charges in health care: some issues. *Economic and Political Weekly*, 2002,37:3793-3795.

25. Akin J, Birdsall N, Ferranti D. *Financing health services in developing countries: an agenda for reform*. Washington, DC, The World Bank, 1987.

26. Resolution AFR/RC37/R6. Women's and children's health through the funding and management of essential drugs at community level: Bamako Initiative. In: *37th Regional Committee, Bamako, 9–16 September 1987*. Brazzaville, World Health Organization Regional Office for Africa, 1987.

27. Waddington C, Enyimayew K. A price to pay, part 2: the impact of user charges in the Volta region of Ghana. *The International Journal of Health Planning and Management*, 1990,5:287-312. doi:10.1002/hpm.4740050405

28. Mwabu G, Mwanzia J, Liambila W. User charges in government health facilities in Kenya: effect on attendance and revenue. *Health Policy and Planning*, 1995,10:164-170. doi:10.1093/heapol/10.2.164 PMID:10143454

29. Knippenberg R et al. *Increasing clients' power to scale up health services for the poor: the Bamako Initiative in West Africa*. Washington, DC, The World Bank, 2003 (http://www-wds.worldbank.org/external/default/WDSContentServer/IW3P/IB/2003/10/24/000160016_20031024114304/Rendered/PDF/269540Bamako0Increasing0clients0power.pdf, accessed 25 June 2010).

30. Soucat A et al. Local cost sharing in Bamako Initiative systems in Benin and Guinea: assuring the financial viability of primary health care. *The International Journal of Health Planning and Management*, 1997,12:Suppl 1S109-S135. doi:10.1002/(SICI)1099-1751(199706)12:1+<S109::AID-HPM468>3.3.CO;2-7 PMID:10169906

31. Litvack JI, Bodart C. User fees plus quality equals improved access to health care: results of a field experiment in Cameroon. *Social Science & Medicine (1982)*, 1993,37:369-383. doi:10.1016/0277-9536(93)90267-8 PMID:8356485

32. Batungwanayo C, Reyntjens L. *Impact of the presidential decree for free care on the quality of health care in Burundi*. Buju Burundi, 2006.

33. Witter S, Armar-Klemesu M, Dieng T. National fee exemption schemes for deliveries: comparing the recent experiences of Ghana and Senegal. In: Richard F, Witter S, De Brouwere V, eds. *Reducing financial barriers to obstetric care in low-income countries*. Antwerp, ITGPress, 2008:168–198.

34. Thomson S, Mossialos E. *Primary care and prescription drugs: coverage, cost-sharing, and financial protection in six European countries*. New York, The Commonwealth Fund, 2010 (http://www.commonwealthfund.org/~/media/Files/Publications/Issue%20Brief/2010/Mar/1384_Thomson_primary_care_prescription_drugs_intl_ib_325.pdf, accessed 25 June 2010).

35. Mkandawire T. *Targeting and universalism in poverty reduction*. Geneva, United Nations Research Institute for Social Development, 2005 (http://www.unrisd.org/unrisd/website/document.nsf/462fc27bd1fce00880256b4a0060d2af/955fb8a594eea0b0c12570ff00493eaa/$FILE/mkandatarget.pdf, accessed 25 June 2010).

36. Wilkinson D, Holloway J, Fallavier P. *The impact of user fees on access, equity and health provider practices in Cambodia* (WHO Health Sector Reform Phase III Project Report). Phnom Penh, Cambodian Ministry of Health/Health Economics Task Force, 2001.

37. Hardeman W et al. Access to health care for all? User fees plus a Health Equity Fund in Sotnikum, Cambodia. *Health Policy and Planning*, 2004,19:22-32. doi:10.1093/heapol/czh003 PMID:14679282

38. Noirhomme M et al. Improving access to hospital care for the poor: comparative analysis of four health equity funds in Cambodia. *Health Policy and Planning*, 2007,22:246-262. doi:10.1093/heapol/czm015 PMID:17526640

39. Bigdeli M, Annear PL. Barriers to access and the purchasing function of health equity funds: lessons from Cambodia. *Bulletin of the World Health Organization*, 2009,87:560-564. doi:10.2471/BLT.08.053058 PMID:19649372

40. Kutzin J. *Health expenditures, reforms and policy priorities for the Kyrgyz Republic*. Bishkek, World Health Organization and Ministry of Health, 2003 (Policy Research Paper 24, Manas Health Policy Analysis Project).

41. Bitran R, Giedion U. *Waivers and exemptions for health services in developing countries*. Washington, DC, The World Bank, 2003 (http://info.worldbank.org/etools/docs/library/80083/SouthAsia/southasia/pdf/readings/day1/aldeman.pdf, accessed 25 June 2010).

42. Jacobs B, Price NL, Oeun S. Do exemptions from user fees mean free access to health services? A case study from a rural Cambodian hospital. *Tropical medicine & international health : TM & IH*, 2007,12:1391-1401. PMID:17949399

43. Nishtar S. *Choked pipes: reforming Pakistan's mixed health system*. Oxford, Oxford University Press, 2010.

44. Gotsadze G, Gaal P. Coverage decisions: benefit entitlements and patient cost-sharing. In: Kutzin J, Cashin C, Jakab M, eds. *Implementing health financing reform: lessons from countries in transition*. Brussels, European Observatory on Health Systems and Policies, 2010.

45. Xu K et al. Protecting households from catastrophic health spending. *Health Aff (Millwood)*, 2007,26:972-983. doi:10.1377/hlthaff.26.4.972 PMID:17630440

46. Ridde V, Robert E, Meesen B. *Les pressions exercées par l'abolition du paiement des soins sur les systèmes de santé*. World health report 2010 background paper, no.18 (http://www.who.int/healthsystems/topics/financing/healthreport/whr_background/en).

47. Masiye F et al. *Removal of user fees at primary health care facilities in Zambia: a study of the effects on utilisation and quality of care*. Harare, Regional Network for Equity in Health in east and southern Africa, 2008 (Report No. 57; http://www.equinetafrica.org/bibl/docs/Dis57FINchitah.pdf, accessed 25 June 2010).

48. Nabyonga J et al. Abolition of cost-sharing is pro-poor: evidence from Uganda. *Health Policy and Planning*, 2005,20:100-108. doi:10.1093/heapol/czi012 PMID:15746218

49. *An unnecessary evil? User fees for healthcare in low-income countries*. London, Save the Children Fund, 2005 (http://www.savethechildren.org.uk/en/docs/An_Unnecessary_Evil.pdf, accessed 25 June 2010).

50. *Your money or your life. Will leaders act now to save lives and make health care free in poor countries?* Oxford, Oxfam International, 2009 (http://www.oxfam.org.uk/resources/policy/health/downloads/bp_your_money_%20or_your_life.pdf, accessed 25 June 2010).

51. Nolan B, Turbat V. *Cost recovery in public health services in sub-Saharan Africa*. Washington, DC, The World Bank, 1995.

52. Gilson L, Mills A. Health sector reforms in sub-Saharan Africa: lessons of the last 10 years. *Health Policy*, 1995,32:215-243. doi:10.1016/0168-8510(95)00737-D PMID:10156640

53. Nyonator F, Kutzin J. Health for some? The effects of user fees in the Volta Region of Ghana. *Health Policy and Planning*, 1999,14:329-341. doi:10.1093/heapol/14.4.329 PMID:10787649

54. Witter S, Adjei S, Armar-Klemesu M, Graham W. Providing free maternal health care: ten lessons from an evaluation of the national delivery exemption policy in Ghana. *Global Health Action*, 2009,2: PMID:20027275

55. Xu K et al. Understanding the impact of eliminating user fees: utilization and catastrophic health expenditures in Uganda. *Social Science & Medicine (1982)*, 2006,62:866-876. doi:10.1016/j.socscimed.2005.07.004 PMID:16139936

56. Gaal P, Jakab M, Shishkin S. Strategies to address informal payments for health care. In: Kutzin J, Cashin C, Jakab M, eds. *Implementing health financing reform: lessons from countries in transition*. Brussels, European Observatory on Health Policies and Systems, 2010.

57. Yates R. Universal health care and the removal of user fees. *Lancet*, 2009,373:2078-2081. doi:10.1016/S0140-6736(09)60258-0 PMID:19362359

58. Busse R, Schreyögg J, Gericke C. *Analyzing changes in health financing arrangements in high-income countries: a comprehensive framework approach*. Washington, DC, The World Bank, 2007 (Health, Nutrition and Population Discussion Paper; http://go.worldbank.org/LSI0CP39O0, accessed 25 June 2010).

59. Kwon S. Healthcare financing reform and the new single payer system in the Republic of Korea: Social solidarity or efficiency? *International Social Security Review*, 2003,56:75-94. doi:10.1111/1468-246X.00150

60. What? No waiting lists? *Bulletin of the World Health Organization*, 2010,88:241-320. doi:10.2471/BLT.10.000410

61. Van de Ven WPMM, Schut FT. Managed competition in the Netherlands: still work-in-progress. *Health Economics*, 2009,18:253-255. doi:10.1002/hec.1446 PMID:19206093

62. Towse A, Mills A, Tangcharoensathien V. Learning from Thailand's health reforms. *BMJ*, 2004,328:103-105. doi:10.1136/bmj.328.7431.103 PMID:14715608

63. Smith PC. *Formula funding of health services: learning from experience in some developed countries*. Geneva, World Health Organization, 2008 (HSS/HSF/DP.08.1).

64. Devadasan N et al. The landscape of community health insurance in India: an overview based on 10 case studies. *Health Policy*, 2006,78:224-234. doi:10.1016/j.healthpol.2005.10.005 PMID:16293339

65. Fonteneau B, Galland B. The community-based model: mutual health organizations in Africa. In: Churchill C, ed. *Protecting the poor: a microinsurance compendium*. Geneva, International Labour Organization, 2006.

66. Bennett S, Creese A, Monasch R. *Health insurance schemes for people outside formal sector employment*. Geneva, World Health Organization, 1998 (WHO/ARA/97.13).

67. Letourmy A, Pavy-Letourmy A. *La micro-assurance de santé dans les pays à faible revenue*. Paris, Agence française de Développement, 2005.

68. Lekhan V, Rudiy V, Shishkin S. *The Ukrainian health financing system and options for reform*. Copenhagen, World Health Organization Regional Office for Europe, 2007 (http://www.euro.who.int/__data/assets/pdf_file/0007/97423/E90754.pdf, accessed 25 June 2010).

69. Criel B et al. Community health insurance in developing countries. In: Carrin G et al. eds. *Health systems policy, finance and organization*. Amsterdam, Elsevier, 2009.

70. Soors W et al. *Community health insurance and universal coverage: multiple paths, many rivers to cross*. World health report 2010 background paper, no. 48 (http://www.who.int/healthsystems/topics/financing/healthreport/whr_background/en).

71. Tangcharoensathien V et al. *Achieving universal coverage in Thailand: what lessons do we learn? A case study commissioned by the Health Systems Knowledge Network*. Geneva, World Health Organization, 2007.

72. Donaldson D, Pannarunothai S, Tangcharoensathien V. Health financing in Thailand technical report. Management Sciences for Health and Health Systems Research Institute. Manila, Asian Development Bank, Thailand Health Management and Financing Study Project, 1999.

73. Tangcharoensathien V et al. *Universal coverage scheme in Thailand: equity outcomes and future agendas to meet challenges*. World health report 2010 background paper, no. 43 (http://www.who.int/healthsystems/topics/financing/healthreport/whr_background/en).

74. Hrobon P, Machacek T, Julinek T. *Healthcare reform in the Czech Republic in the 21st century Europe*. Prague, Health Reform CZ, 2005 (http://healthreform.cz/content/files/en/Reform/1_Publications/EN_publikace.pdf, accessed 24 June 2010).

75. Jeong H-S. *Expanding insurance coverage to informal sector population: experience from the Republic of Korea*. World health report 2010 background paper, no. 38 (http://www.who.int/healthsystems/topics/financing/healthreport/whr_background/en).

76. Xu K et al. *Financial risk protection of national health insurance in the Republic of Korea: 1995–2007*. World health report 2010 background paper, no. 23 (http://www.who.int/healthsystems/topics/financing/healthreport/whr_background/en).

77. Frenk J. Comprehensive policy analysis for health system reform. *Health Policy*, 1995,32:257-277. doi:10.1016/0168-8510(95)00739-F PMID:10156642

78. Lloyd-Sherlock P. When social health insurance goes wrong: lessons from Argentina and Mexico. *Social Policy and Administration*, 2006,40:353-368. doi:10.1111/j.1467-9515.2006.00494.x

79. Savedoff WD. Is there a case for social insurance? *Health Policy and Planning*, 2004,19:183-184. doi:10.1093/heapol/czh022 PMID:15070867

80. Londoño JL, Frenk J. Structured pluralism: towards an innovative model for health system reform in Latin America. *Health Policy*, 1997,41:1-36. doi:10.1016/S0168-8510(97)00010-9 PMID:10169060

81. Kutzin J et al. Reforms in the pooling of funds. In: Kutzin J, Cashin C, Jakab M, eds. *Implementing health financing reform: lessons from countries in transition*. Brussels, European Observatory on Health Policies and Systems, 2010.

82. Knaul FM, Frenk J. Health insurance in Mexico: achieving universal coverage through structural reform. *Health Aff (Millwood)*, 2005,24:1467-1476. doi:10.1377/hlthaff.24.6.1467 PMID:16284018

83. James C, Savedoff WD. *Risk pooling and redistribution in health care: an empirical analysis of attitudes toward solidarity*. World health report 2010 background paper, no. 5 (http://www.who.int/healthsystems/topics/financing/healthreport/whr_background/en).

84. Xu K et al. *Exploring the thresholds of health expenditure for protection against financial risk*. World health report 2010 background paper, no. 19 (http://www.who.int/healthsystems/topics/financing/healthreport/whr_background/en).

85. Interview with Dr Mirta Roses Periago, Director of the Pan American Health Organization. International Food Policy Research Institute. IFPRI Forum, Online Edition 15 December 2009 (http://ifpriforum.wordpress.com/2009/12/15/interview-roses-periago/, accessed 24 June 2010).

86. *Towards the fifth summit of the Americas: regional challenges*. Washington, DC, Organization of American States, undated (http://www.summit-americas.org/pubs/towards_v_summit_regional_challenges_en.pdf accessed 24 June 2010).

87. Jowett M, Shishkin S. *Extending population coverage in the national health insurance scheme in the Republic of Moldova*. Copenhagen, World Health Organization Regional Office for Europe, 2010 (http://www.euro.who.int/__data/assets/pdf_file/0005/79295/E93573.pdf, accessed 24 June 2010).

88. Shishkin S, Kacevicus G, Ciocanu M. *Evaluation of Moldova's 2004 health financing reform*. Copenhagen, World Health Organization Regional Office for Europe, 2008 (http://www.euro.who.int/__data/assets/pdf_file/0008/78974/HealthFin_Moldova.pdf, accessed 24 June 2010).

89. Kutzin J, Jakab M, Shishkin S. From scheme to system: social health insurance funds and the transformation of health financing in Kyrgyzstan and Moldova. *Advances in Health Economics and Health Services Research*, 2009,21:291-312. PMID:19791707

90. Kutzin J et al. Reforms in the pooling of funds. In: Kutzin J, Cashin C, Jakab M, eds. *Implementing health financing reform: lessons from countries in transition*. Copenhagen, World Health Organization Regional Office for Europe and the European Observatory on Health Policies and Systems, 2010.

91. Schmidt U. Shepherding major health system reforms: a conversation with German health minister Ulla Schmidt. Interview by Tsung-Mei Cheng and Uwe Reinhardt. *Health Aff (Millwood)*, 2008,27:w204-w213. doi:10.1377/hlthaff.27.3.w204 PMID:18397935

92. Ognyanova D, Busse R. Health fund now operational. *Health Policy Monitor*, May 2009 (http://www.hpm.org/survey/de/a13/3).

93. Goudge J et al. Affordability, availability and acceptability barriers to health care for the chronically ill: longitudinal case studies from South Africa. *BMC Health Services Research*, 2009,9:75- doi:10.1186/1472-6963-9-75 PMID:19426533

94. James CD et al. To retain or remove user fees?: reflections on the current debate in low- and middle-income countries. *Applied Health Economics and Health Policy*, 2006,5:137-153. doi:10.2165/00148365-200605030-00001 PMID:17132029

95. Saksena P et al. *Health services utilization and out-of-pocket expenditure in public and private facilities in low-income countries*. World health report 2010 background paper, no. 20 (http://www.who.int/healthsystems/topics/financing/healthreport/whr_background/en).

96. Ensor T, Cooper S. Overcoming barriers to health service access: influencing the demand side. *Health Policy and Planning*, 2004,19:69-79. doi:10.1093/heapol/czh009 PMID:14982885

97. Saksena P et al. Patient costs for paediatric hospital admissions in Tanzania: a neglected burden? *Health Policy and Planning*, 2010,25:328-333. doi:10.1093/heapol/czq003 PMID:20129938

98. Goudge J et al. The household costs of health care in rural South Africa with free public primary care and hospital exemptions for the poor. *Tropical medicine & international health : TM & IH*, 2009,14:458-467. doi:10.1111/j.1365-3156.2009.02256.x PMID:19254274

99. Prakongsai P, Limwattananon S, Tangcharoensathien V. The equity impact of the universal coverage policy: lessons from Thailand. *Advances in Health Economics and Health Services Research*, 2009,21:57-81. PMID:19791699

100. Gupta I, William J, Shalini R. *Demand side financing in health. How far can it address the issue of low utilization in developing countries?* World health report 2010 background paper, no. 27) (http://www.who.int/healthsystems/topics/financing/healthreport/whr_background/en).

101. Ensor T. *Consumer-led demand side financing for health and education: an international review*. Dhaka, World Health Organization Bangladesh Country Office, 2003 (WHO/BAN/DSF/03.1) (http://www.whoban.org/dsf_international_review.pdf, accessed 25 June 2010).

102. Doetinchem O, Xu K, Carrin G. *Conditional cash transfers: what's in it for health?* Geneva, World Health Organization, 2008 (WHO/HSS/HSF/PB/08.01).

103. Rawlings LB. Evaluating the impact of conditional cash transfer programs *The World Bank Research Observer*, 2005,20:29-55. doi:10.1093/wbro/lki001

104. Leroy JL, Ruel M, Verhofstadt E. The impact of conditional cash transfer programmes on child nutrition: a review of evidence using a programme theory framework. *Journal of Development Effectiveness*, 2009,1:103-129. doi:10.1080/19439340902924043

105. Fernald LC, Gertler PJ, Neufeld LM. Role of cash in conditional cash transfer programmes for child health, growth, and development: an analysis of Mexico's Oportunidades. *Lancet*, 2008,371:828-837. doi:10.1016/S0140-6736(08)60382-7 PMID:18328930

106. Barham T.. A healthier start: the effect of conditional cash transfers on neonatal and infant mortality in rural Mexico. *Journal of Development Economics*, In press, corrected proof available doi:10.1016/j.jdeveco.2010.01.003.

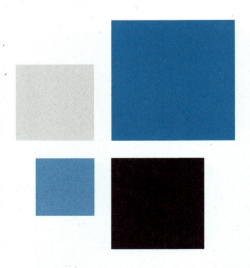

Capítulo 4 | Más salud por el dinero

Mensajes importantes

- Todos los países pueden hacer algo, muchos de ellos mucho, para mejorar la eficiencia de sus sistemas sanitarios, liberando así los recursos que se podrían emplear para cubrir a más gente, más servicios y/o más gastos.

- Algunas de estas acciones tendrían como objetivo la mejora de la eficiencia en un área concreta del sistema sanitario como los medicamentos. Otras se podrían dirigir a los incentivos inherentes al sistema de financiación sanitaria, en particular, a cómo se compran los servicios y cómo se paga a los proveedores.

- Todos los países pueden reflexionar para mejorar su eficiencia, mediante la adopción de una propuesta más estratégica en la prestación o compra de los servicios sanitarios. Por ejemplo, decidir qué servicios comprar en función de la información que se tenga sobre las necesidades sanitarias de la población y vincular los pagos de los profesionales sanitarios a su rendimiento y la información sobre los costes del servicio, la calidad y el impacto.

- Todos los mecanismos de pago a los proveedores de servicios sanitarios tienen puntos fuertes y débiles, pero se debe tener un cuidado especial con los pagos de las tarifas por servicio, ya que fomentan que se presten demasiados servicios a los que pueden pagar, o están cubiertos con fondos mancomunados, y que se desatienda a los que no pueden hacerlo.

- Reducir la fragmentación del flujo y de la mancomunación de los fondos para la salud, así como de la prestación de servicios, también aumenta la eficiencia.

- No hay pruebas convincentes de que los centros sanitarios del sector privado sean más o menos eficientes que los centros sanitarios públicos. Depende del entorno.

- La clave para mejorar la eficiencia y la igualdad radica en una gestión eficaz, que establezca unas normas y se asegure de que estas se cumplan.

- Los donantes también podrían prestar su ayuda contribuyendo a impulsar instituciones de financiación nacionales, a reducir la manera en que se dividen los fondos que entregan y pidiendo a los países que entreguen informes sobre su uso. También podrían reducir la duplicación a nivel mundial.

4

Más salud por el dinero

Usar los recursos de manera inteligente

Los sistemas de asistencia sanitaria malgastan mucho dinero. Un estudio reciente del Instituto de Investigaciones Sanitarias de PricewaterhouseCoopers estimó que se pierde más de la mitad de los US$ 2 billones que gastan los Estados Unidos de América en la sanidad cada año; un estudio de Thomson-Reuters publicó una cifra inferior, aunque todavía importante, de US$ 600-850 mil millones al año (*1, 2*). La Red Europea contra el Fraude y la Corrupción en la Atención Sanitaria afirma que de los US$ 5,3 billones del gasto sanitario anual a nivel mundial, algo menos del 6% (unos US$ 300 mil millones) se pierde por errores o por la propia corrupción (*3*).

Aunque algunos países pierden más que otros, la mayoría, si no todos, no aprovechan plenamente los recursos disponibles, ya sea por contratos mal ejecutados, por el uso irracional de los medicamentos, por la mala distribución y la mala administración de los recursos humanos y técnicos o por la fragmentación de la financiación y la administración. Pero nada es inevitable en este caso y hay muchos tipos de ineficiencia. Algunos países consiguen con su dinero niveles mayores de cobertura y mejores resultados médicos que otros, y la brecha existente entre lo que los países logran y lo que podrían lograr con los mismos recursos a veces es enorme (*4*). Así queda reflejado en la Figura 4.1, donde se muestran las variaciones en la proporción de partos atendidos por personal sanitario cualificado, incluso para países con un gasto sanitario total similar.

Aunque la recaudación de más dinero para la salud es crucial en el caso de los países de ingresos bajos, que se esfuerzan por acercarse a la cobertura universal, sacar el máximo provecho de los recursos disponibles es igual de importante. Encontrar los caminos más eficientes para superar los múltiples desafíos a los que se enfrentan los sistemas sanitarios también es un problema para aquellos países que pueden estar luchando por mantener niveles elevados de cobertura, a pesar del constante aumento de los gastos y de una demanda creciente.

Existen muchas posibilidades de aumentar la eficiencia. Esto no implica únicamente reducir costes, la eficiencia, como veremos en las siguientes páginas, es una medida de la calidad y/o de la cantidad del rendimiento (es decir, los resultados médicos o servicios sanitarios) para un determinado nivel de aportación (es decir, los gastos). Por lo tanto, el aumento de la eficiencia podría ayudar a contener los gastos (un objetivo importante en muchos países) con la reducción de los costes de la prestación de servicios. Sin embargo, nadie quiere contener los gastos mediante la reducción de los resultados sanitarios. Por lo tanto, el intento por mejorar la eficiencia también se debe contemplar como el medio para ampliar la cobertura con el mismo coste.

El tema de estudio de este capítulo es la manera en la que los países pueden mejorar la eficiencia de sus sistemas de atención sanitaria.

Las diez causas principales de la falta de eficiencia

Todos los países pueden mejorar su eficiencia y, al hacerlo, promover la causa de la cobertura sanitaria universal. La Tabla 4.1 identifica 10 áreas problemáticas y sugiere determinadas maneras de conseguir que esos sistemas sanitarios resulten más eficientes.

Eliminar el gasto innecesario en medicamentos

Las medicinas representan entre el 20 y el 30% del gasto sanitario mundial, siendo este porcentaje ligeramente superior en los países de ingresos bajos y medios y, por lo tanto, constituyen una parte importante del presupuesto de quienes pagan por los servicios sanitarios (7). En muchos casos, esa carga sería más ligera si los gobiernos y las personas pagaran un precio justo. Pero, ¿qué es exactamente un precio justo? Los precios internacionales de referencia son un punto de partida útil para los directores de compras en sus negociaciones. Se determinan calculando el precio medio de un mismo medicamento en países equiparables (8). Sin esa información de precios cruzados entre países, los compradores tendrán que luchar por obtener un trato justo en un mercado farmacéutico mundial que ni es transparente ni eficaz, y donde la diferencia entre los precios que se pagan en distintos lugares por el mismo producto es enorme. Un estudio reciente sobre los precios de los fármacos reveló que, mientras en las regiones de la OMS de las Américas, Asia Sudoriental y el Mediterráneo Oriental el sector público compraba los medicamentos genéricos a precios muy similares a los de referencia internacional, en las Regiones de África, Europa y el Pacífico Occidental, los gobiernos pagaron en promedio entre un 34 y un 44% más de lo necesario (Figura 4.2) (9).

Este mismo estudio reveló que ciertos medicamentos se suelen vender siempre con márgenes de beneficios importantes y los precios

Figura 4.1. **Porcentaje de nacimientos atendidos por personal sanitario especializado, en función del nivel de gasto sanitario total, países de ingresos bajos y medios, del último año disponible (cada punto representa un país)**

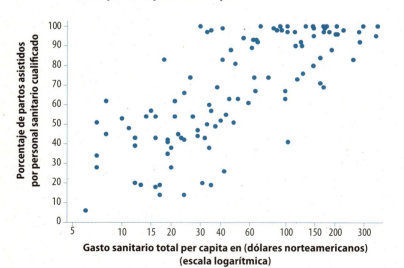

Fuente: (5).

Tabla 4.1.   **Las diez fuentes principales de la falta de eficiencia**

Fuente de ineficiencia	Razones comunes de la ineficiencia	Formas de tratar la ineficiencia
1. Medicamentos: infrautilización de los genéricos y precios de los medicamentos más elevados de lo necesario	Controles inadecuados de los agentes de la cadena de suministro, los que los prescriben y los que los dispensan; baja percepción de la eficacia teórica y la seguridad de los medicamentos genéricos; patrones históricos en la prescripción y sistemas ineficientes de obtención y distribución; tasas e impuestos sobre los medicamentos; márgenes comerciales excesivos.	Mejorar la orientación, la información, la formación y la práctica de la prescripción. Requerir, permitir u ofrecer incentivos para la sustitución por genéricos. Desarrollar adquisiciones activas basadas en la evaluación de los costes y los beneficios de las alternativas. Garantizar la transparencia en las adquisiciones y licitaciones. Eliminar las tasas y los impuestos. Controlar los márgenes comerciales excesivos. Vigilar y dar a conocer los precios de los medicamentos.
2. Medicamentos: el uso de medicamentos de baja calidad y falsificados	Sistemas y mecanismos inadecuados de vigilancia farmacológica; sistemas débiles de contratación pública.	Fortalecer la aplicación de las normas de calidad en la fabricación de los medicamentos, llevar a cabo análisis de los productos; mejorar los sistemas de contratación pública con la precalificación de los proveedores.
3. Medicamentos: uso inadecuado e ineficaz	Incentivos inapropiados a quienes los prescriben y prácticas poco éticas de promoción; demandas y expectativas de los consumidores, conocimiento limitado sobre los efectos terapéuticos; marcos normativos inadecuados.	Separar la prescripción de la provisión; regular las actividades promocionales; mejorar la orientación, la información, la formación y la práctica de la prescripción; difundir la información pública.
4. Productos y servicios sanitarios: uso excesivo o suministro de equipos, investigaciones y procedimientos	Demanda inducida por el proveedor; mecanismos de pago por servicios; temor a las querellas (medicina defensiva).	Reformar los sistemas de incentivos y pago (por ejemplo, la capitación de servicios sanitarios o los grupos relacionados por el diagnóstico); desarrollar e implementar guías de práctica clínica.
5. Personal sanitario: plantilla inadecuada o cara, trabajadores desmotivados	Conformidad con las políticas y los procedimientos de recursos humanos predeterminados; resistencia por parte del colectivo médico; contratos fijos e inflexibles; salarios insuficientes; contratación basada en el favoritismo.	Llevar a cabo una evaluación y una formación basada en las necesidades; revisar las políticas de remuneración; introducir contratos flexibles y/o pagos por el desempeño; aplicar el cambio de tareas y otros métodos de adaptación de sus aptitudes a las necesidades.
6. Los servicios sanitarios: admisiones hospitalarias y duración de la estancia inadecuadas	Falta de planes terapéuticos alternativos; incentivos insuficientes para el alta hospitalaria; conocimiento limitado de las mejores prácticas.	Proporcionar cuidados alternativos (por ejemplo, centros de día); cambiar los incentivos a los profesionales sanitarios hospitalarios; ampliar la información sobre las prácticas eficientes del ingreso hospitalario.
7. Los servicios sanitarios: el tamaño inadecuado de los hospitales (infrautilización de las infraestructuras)	Nivel inadecuado de recursos de gestión para la coordinación y el control; demasiados hospitales y camas hospitalarias en algunas áreas y déficit en otras. A menudo, esto refleja una falta de planificación del desarrollo de infraestructuras de los servicios sanitarios.	Incorporar a la planificación hospitalaria la estimación de las aportaciones y los resultados; ajustar la capacidad de gestión a las dimensiones del hospital; reducir el exceso de capacidad para aumentar la tasa de ocupación hasta un 80-90% (a la vez que se controla la duración de la estancia).
8. Los servicios sanitarios: errores médicos y calidad asistencial insuficiente	Conocimiento o aplicación insuficientes de las normas y los protocolos de asistencia clínica; ausencia de directrices; supervisión inadecuada.	Mejorar las normas de higiene hospitalarias; proporcionar una mayor continuidad de la asistencia médica; realizar más auditorías clínicas; supervisar el rendimiento hospitalario.
9. Despilfarro en los sistemas sanitarios: derroche, corrupción y fraude	Guías poco claras sobre la asignación de los recursos; falta de transparencia; mecanismos deficientes de justificación y gestión; salarios bajos.	Mejorar la regulación y la gestión, introduciendo mecanismos sancionadores efectivos; evaluar la transparencia y la vulnerabilidad respecto a la corrupción; realizar estudios de seguimiento del gasto público; promover códigos de conducta.
10. Intervenciones sanitarias: combinación ineficiente/ nivel inadecuado de estrategias	Intervenciones de coste elevado y bajo efecto cuando las opciones de bajo coste e impacto elevado no están financiadas. Equilibrio incorrecto entre los niveles de asistencia y/o entre la prevención, la promoción y el tratamiento.	Evaluación periódica e incorporación a la política de los resultados de los costes y el impacto de las intervenciones, las tecnologías, los medicamentos y las opciones políticas.

Fuente (6).

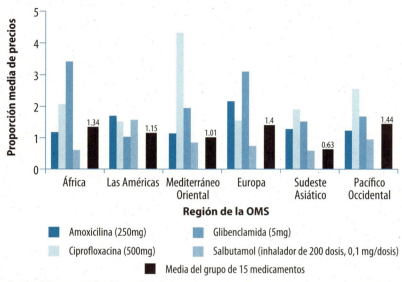

Figura 4.2. **Índices medios de los precios del importe de las adquisiciones del sector público en medicamentos genéricos[a], por región de la OMS**

Proporción media de precios

África — 1.34
Las Américas — 1.15
Mediterráneo Oriental — 1.01
Europa — 1.4
Sudeste Asiático — 0.63
Pacífico Occidental — 1.44

Región de la OMS

- Amoxicilina (250mg)
- Ciprofloxacina (500mg)
- Glibenclamida (5mg)
- Salbutamol (inhalador de 200 dosis, 0,1 mg/dosis)
- Media del grupo de 15 medicamentos

[a] relación del precio medio de compra respecto al precio internacional de referencia de Ciencias de Gestión de la Salud.
Fuente: (9).

varían significativamente de un país a otro. Por ejemplo, los precios de adquisición de los medicamentos de marca cuyo componente principal es la ciprofloxacina (un antibiótico de amplio espectro) varían mucho entre los países en desarrollo, donde algunos pagan hasta 67 veces el precio internacional de referencia (9). Incluso en los países de ingresos elevados existe una variabilidad de precios considerable. En los Estados Unidos de América, la ciprofloxacina de marca se vende a un precio comprendido entre US$ 90 y US$ 100 por ciclo de tratamiento, es decir, se vende a mitad de precio que en el Reino Unido (10).

La adquisición de especialidades farmacéuticas originales en lugar de los genéricos también conduce a la ineficiencia. Un estudio reciente sobre 18 medicamentos en 17 países, la mayoría de ellos de ingresos medios, puso en evidencia que los costes de los pacientes se podrían reducir en una media del 60%, cambiando de las marcas originales a sus equivalentes genéricos con precios más bajos (11). Esto representa para este grupo de países un ahorro total de US$ 155 millones únicamente para este grupo limitado de medicamentos.

Las ganancias globales podrían ser, incluso, mayores con un uso más sistemático de los genéricos en algunos países de ingresos elevados. Por ejemplo, Francia puso en marcha una estrategia de sustitución por genéricos y se ha estimado que con el uso más amplio de estos medicamentos se han ahorrado € 1,32 mil millones sólo en 2008, lo que equivalía entonces a US$ 1,94 mil millones (12, 13).

Mejorar el control de calidad de los medicamentos

Los «malos» medicamentos (medicamentos deficientes, falsos, falsificados, con etiquetado engañoso, fraudulentos o caducados) salen demasiado caros sea cual sea su precio y evitarlos es otra forma de frenar el derroche de recursos. Se ha notificado que más de la mitad de las sustancias que circulan en el Sudeste de Asia, que en teoría contienen el antipalúdico artesunato, no contienen ningún ingrediente activo (14); mientras que un estudio realizado en tres países africanos publicó que entre el 26 y el 44% de las muestras de medicamentos antipalúdicos no superaban los análisis de calidad (15).

Hay poca información fiable que permita hacer una estimación de la magnitud del problema. Sin embargo, la Agencia Estadounidense del Medicamento estima que los productos falsificados representan más del 10% del mercado mundial de medicamentos. Si usamos este dato como límite inferior, los ingresos anuales mundiales por la venta de medicamentos de calidad inferior representarían más de US$ 32 mil millones (*16*), es decir, US$ 32 mil millones de gasto sanitario que podrían generar una ligera mejora en materia de salud.

Los países que tratan de eliminar los productos de mala calidad tienen varias opciones, en concreto, cumplir las buenas prácticas de manufactura (BPM) en la producción de productos farmacéuticos y comprar a los productores BPM. Las BPM están diseñadas para garantizar que los productos se elaboran y se controlan de acuerdo con un conjunto específico de normas de calidad para evitar la contaminación, el etiquetado incorrecto y los niveles inadecuados del componente activo (*17*). Muchos países han establecido sus propios requisitos para las BPM, basados en el modelo desarrollado por la OMS, mientras que otros han adaptado sus requisitos a los ya existentes.

Para facilitar el acceso a los medicamentos que cumplen con las normas unificadas de calidad, seguridad y eficacia para el VIH/SIDA, la malaria, la tuberculosis y la salud reproductiva, la OMS estableció un programa de precalificación en el año 2001. Su objetivo consiste en apoyar a los organismos de adquisición de las Naciones Unidas, pero, con el tiempo, la lista de medicamentos precalificados se ha convertido en un recurso para cualquiera que compre los medicamentos a granel, incluidas las agencias de contratación nacional (*18*).

Uso apropiado de los medicamentos

El uso irracional de los medicamentos no sólo conduce al sufrimiento y a la muerte, también resta recursos para las intervenciones eficaces y basadas en la evidencia. A pesar de que muchos países han adoptado políticas nacionales sobre los medicamentos y los programas de medicamentos esenciales que promueven su uso adecuado, menos de la mitad de los pacientes tratados en países de ingresos bajos y medios reciben atención sanitaria para las enfermedades comunes en atención primaria, de acuerdo a las directrices clínicas (*19*). Se estima que más de la mitad de todos los medicamentos del mundo se prescriben, dispensan o venden indebidamente (*19*), y que la mitad de todos los pacientes no toman su medicación según lo prescrito o dispensado (*20*). El uso irracional puede presentar muchas formas, incluyendo el uso de mezclas farmacológicas nocivas (polifarmacia), el uso excesivo de antibióticos e inyecciones, la prescripción no conforme con las directrices clínicas o la automedicación inapropiada (*21*).

El uso excesivo y el mal uso de los antibióticos es un problema mundial particularmente grave, en el que dos tercios de todos los antibióticos se venden sin receta, a través de mercados privados no regulados. Muchas veces se prescriben dosis incorrectas o inadecuadas a los pacientes o estos no completan el tratamiento prescrito. Menos de la mitad de todos los pacientes con diarrea aguda reciben un tratamiento barato y muy eficaz con sales de rehidratación oral, mientras que a más de la mitad se les receta antibióticos caros e inútiles para este fin. Como ejemplo, se ha estimado que el uso excesivo de antibióticos para tratar las infecciones agudas de las vías respiratorias en los países de ingresos bajos y medios añade, en promedio, un 36% de coste adicional a la atención (*22*).

Sacar el mayor partido posible a las tecnologías y los servicios

Las tecnologías médicas pueden ser cruciales para proporcionar buenos servicios sanitarios, siempre y cuando se elijan y utilicen adecuadamente, en base a la evidencia científica y la mejor práctica médica (*23*). La política de contratación se ve distorsionada con demasiada frecuencia por la presión del mercado de los fabricantes de equipos. Esto es tan cierto para los países de ingresos elevados como para los de ingresos bajos, o incluso más, habida cuenta del alcance del gasto. La tecnología médica moderna es un factor importante en el aumento de los costes de la Organización para la Cooperación y el Desarrollo Económicos (OCDE), y su adquisición en muchos países no siempre está basada en la necesidad. Entre los países de la OCDE, el mayor número de unidades de resonancia magnética (RMN) y tomografía computarizada (TAC) *per capita* se encuentra en Japón, mientras que los Estados Unidos de América es el líder mundial en remisiones al diagnóstico por imagen: 91,2 RMN por cada 1000 habitantes (en comparación con la media de la OCDE de 41,3 por 1000) y 227,8 TAC por 1000 (en comparación con la media de la OCDE de 110) (*24*). Se cree que una proporción importante de estas pruebas son innecesarias desde el punto de vista médico.

La compra y el uso innecesarios de los equipos también se pueden producir en los países de ingresos bajos pero, en general, los centros con pocos recursos tienen otros retos tecnológicos. Se estima que al menos el 50% de los equipos médicos en los países en desarrollo se utilizan parcialmente o están totalmente inutilizables (*25*). En el África subsahariana, hasta el 70% del equipo médico se encuentra inactivo. Los estudios sugieren que hay varias razones que explican este tipo de amplio fallo del sistema, incluyendo la mala gestión durante el proceso de adquisición de la tecnología y la ausencia de formación para los usuarios y de una asistencia técnica eficaz (*26*). Demasiado a menudo, la causa de que un diagnóstico o un tratamiento deficiente o peligroso puedan suponer una amenaza para la seguridad de los pacientes, se encuentra en dónde está disponible esta tecnología médica para su uso. La tecnología médica inapropiada también impone una carga económica a los sistemas que apenas pueden costearla.

Irónicamente, una de las mayores causas de ineficiencia asociada a las tecnologías médicas en los países de ingresos bajos son las donaciones. En algunos países, casi el 80% de los equipos de atención sanitaria proceden de donantes internacionales o de gobiernos extranjeros y gran parte de ellos permanecen sin funcionar por varias razones. Un ejemplo de ello es el reciente estudio llevado a cabo en Cisjordania y en la Franja de Gaza (*27*). Después de que finalizaran las hostilidades en enero de 2009, se envió un gran cargamento con estos equipos a la Franja de Gaza. Si bien algunos de los equipos donados eran útiles, un porcentaje importante de ellos no pudieron integrarse en el sistema sanitario y se quedaron en los almacenes.

Este tipo de problemas se podría evitar si los socios de los países desarrollados consultaran a los países receptores, para aclarar sus necesidades y capacidades y que, de este modo, los equipos donados tengan una utilidad. Los gobiernos receptores también deben establecer sistemas razonables de gestión que organicen el almacenamiento de los productos sanitarios por el tipo, el modelo y el fabricante, y comprueben la integridad, la compatibilidad y la calidad de todo artículo donado.

Lo que es aplicable a las tecnologías también lo es para los servicios sanitarios. Un estudio realizado dentro del marco del programa de Medicare en los Estados Unidos de América, comparó los servicios recibidos por los pacientes y concluyó que «los residentes de las regiones de gasto elevado recibieron un 60% más de cuidados, pero no tuvieron tasas de mortalidad inferiores, ni un estado funcional mejor, ni estaban más satisfechos» (28, 29). Las diferencias de los patrones de la práctica clínica no se pueden atribuir a las diferencias en las necesidades médicas y, si los proveedores que generaron un elevado gasto hubieran reducido su prestación de servicios a niveles seguros con tratamientos conservadores, se podría haber reducido, aproximadamente, el 30% de los costes del tratamiento (30). Se han encontrado variaciones similares en los métodos de práctica clínica en muchos países que indican las mismas posibilidades para reducir los gastos y mejorar la eficiencia (31-34).

Aunque a menudo es difícil establecer la prioridad de una intervención médica a nivel individual, los responsables políticos pueden controlar las variaciones de las características de la práctica médica dentro de un país, centrándose en los proveedores o las instituciones que proporcionan un gran número de servicios, en comparación con otros, o los que ofrecen pocos en comparación con estos. La reducción de esta variación puede ahorrar recursos y mejorar los resultados sanitarios.

Motivar a las personas

Los profesionales sanitarios se encuentran en el centro del sistema de salud y, generalmente, representan más o menos la mitad del gasto sanitario total de un país (35). Si bien la escasez de personal sanitario suele ser un obstáculo importante para el fortalecimiento de la sanidad pública, la contratación inapropiada, la formación inadecuada, la mala supervisión y la mala distribución dentro de los países también socavan la eficiencia del sistema, mientras que una remuneración inadecuada conlleva una rotación excesiva o el desgaste (36). El resultado inevitable de estos fallos combinados es la reducción de la productividad y del rendimiento.

Pero, ¿cuánto se pierde exactamente por la ineficiencia laboral? Es difícil ser preciso sin datos fiables a nivel global, pero ha habido varios intentos de medir la productividad de los profesionales sanitarios dentro de contextos específicos. Por ejemplo, en Tanzania se ha estimado que las ausencias sin justificar y el tiempo extra gastado en los descansos, con las amistades y con los pacientes, reducen los niveles de productividad en un 26% (37). En Brasil, Sousa *et al*. descubrieron que la eficiencia con la que los profesionales sanitarios lograban cubrir la atención prenatal en los distintos municipios brasileños oscilaba entre menos del 20% y más del 95% (*38*).

Si tenemos en cuenta los ejemplos ciertamente limitados, como indicadores de las tendencias mundiales, y se aplica, con cierta cautela, el nivel medio de ineficiencia dada (15-25%) a la proporción del gasto sanitario total en recursos humanos (45-65%, en función de los ingresos de la región mundial), es posible que se llegue a un coste mundial por ineficiencia laboral que supere los US$ 500 mil millones al año.

En el *Informe sobre la salud en el mundo 2006* se analizó cómo reducir estas pérdidas, cómo mejorar la productividad y el desempeño del personal sanitario y se destacó, entre otras cosas, la importancia de una remuneración adecuada y de una mejor adecuación de las capacidades a las tareas (*36*). Más adelante se abordará la cuestión del pago a los proveedores de servicios sanitarios y del pago por rendimiento.

Mejorar la eficiencia de los hospitales: magnitud y duración de la hospitalización

En muchos países, la atención hospitalaria absorbe más de la mitad y, a veces, hasta dos tercios, del gasto público sanitario total, siendo los dos tipos de gastos más importantes, a menudo excesivos, el ingreso hospitalario y la duración de la hospitalización. Por ejemplo, cuatro estudios independientes realizados sobre los pacientes adultos hospitalizados en el sistema sanitario canadiense, encontraron que el 24-90% de los ingresos hospitalarios y el 27-66% de los días de hospitalización fueron inapropiados (*39*).

Otra fuente de ineficiencia es el tamaño inadecuado de algunos centros y la oferta de los servicios ofrecidos. Aunque ampliar las dimensiones y el ámbito de un hospital puede tener cierto sentido económico, para aprovechar totalmente los conocimientos técnicos, la infraestructura y el equipamiento disponibles, hay un punto en el que la eficiencia comienza a disminuir. Del mismo modo, los hospitales pequeños se vuelven ineficientes cuando se comparten la infraestructura fija y los gastos administrativos entre un número de casos demasiado pequeño, elevando el coste medio de un episodio hospitalario. Las investigaciones realizadas principalmente en los Estados Unidos de América y el Reino Unido indican que la ineficiencia aparece por debajo de las 200 camas y cuando se sobrepasan las 600 (*40*). Un buen indicador de la eficiencia hospitalaria es el uso de los centros de hospitalización, medido por los índices de capacidad. Un estudio de la OMS, realizado en 18 países de ingresos bajos y medios, reveló que los hospitales comarcales tenían una ocupación media de sólo el 55% de las camas, muy por debajo del nivel recomendado del 80-90% (*6*).

En una revisión reciente de más de 300 estudios, en la que se analizaron la eficiencia y la productividad de la prestación de los servicios sanitarios, llegaron a la conclusión de que la eficiencia hospitalaria media era del 85%, es decir, que los hospitales podían tener un 15% más de lo que tenían por el mismo coste, o los mismos niveles de servicios con un 15% de reducción de los gastos (*41*). No se observaron diferencias importantes entre los hospitales de los Estados Unidos de América, Europa y otras partes del mundo aunque, curiosamente, los hospitales públicos resultaron ser más eficientes que los hospitales privados con y sin ánimo de lucro (Cuadro 4.1). Si se aplica una tasa media de ineficiencia del 15% al porcentaje del gasto sanitario total que consumen los hospitales en cada región del mundo por ingresos, la pérdida anual por falta de eficiencia hospitalaria es de casi US$ 300 mil millones.

Obtener la asistencia adecuada a la primera

Los errores médicos cuestan dinero y causan sufrimiento. Debido a la ausencia de datos epidemiológicos fiables, se desconoce la prevalencia y la magnitud de las negligencias médicas a nivel mundial. Pero las estimaciones sugieren que hasta uno de cada 10 pacientes de los países desarrollados se ve perjudicado durante la atención hospitalaria; en los países en desarrollo el número puede ser considerablemente más elevado (49). En todo el mundo, 1,4 millones de personas sufren infecciones adquiridas en hospitales en algún momento dado (50). Se desconoce lo que esto cuesta a las autoridades sanitarias, pero un estudio realizado en 1999 sugirió que las imprudencias médicas evitables podrían matar hasta 98 000 personas al año en los Estados Unidos de América, un gasto de US$ 17-29 mil millones (51).

Una medida sencilla para reducir los errores médicos es fomentar la higiene de las manos. Otra es promover prácticas seguras de inyección. Una tercera es asegurar un diagnóstico preciso.

Un procedimiento sencillo para salvar vidas es el uso de listas de verificación, como la propugnada por la iniciativa de la OMS, La Cirugía Segura Salva Vidas. Ya se han conseguido resultados con las listas de verificación, en particular, en Michigan (Estados Unidos de América), donde una iniciativa a nivel estatal trató de reducir las bacteriemias asociadas al catéter, estableciendo una lista de verificación breve. Entre otras cosas, la lista de comprobación proporcionaba una herramienta a las enfermeras para asegurarse de que los médicos seguían el procedimiento (52). Las infecciones sanguíneas en las unidades de cuidados intensivos participantes se redujo a 1,4 por 1000 días de uso del catéter, menos del 20% del índice existente antes de su aplicación, lo que salvó unas

Cuadro 4.1. La eficiencia relativa de la prestación de servicios públicos y privados

El papel relativo de los sectores público y privado (con o sin ánimo de lucro) en la prestación de asistencia sanitaria ha evolucionado con el tiempo y ha seguido generando un fuerte debate, por razones ideológicas. En última instancia, los datos empíricos deben ayudar a determinar qué tipo de institución proporciona los servicios específicos más eficientemente.

La mayoría de los estudios disponibles se han centrado en la eficiencia de los hospitales, responsables de cerca del 45-69% del gasto sanitario público de salud en el África subsahariana (42). Hollingsworth (41) realizó un metanálisis reciente de 317 trabajos publicados sobre las medidas de eficiencia y concluyó que, en todo caso, «la oferta pública podría ser más eficiente que la privada». Sin embargo, los estudios nacionales sugieren que el impacto de la titularidad de la eficiencia es mixto. Lee et al. (43) determinaron que los hospitales sin ánimo de lucro en los Estados Unidos de América fueron más eficientes que los hospitales privados. Por otra parte, los niveles de eficiencia de los hospitales suizos no variaron en función de la titularidad (44, 45). En Alemania, algunos estudios descubrieron que los hospitales privados eran menos eficientes, desde el punto de vista técnico, que los hospitales de propiedad estatal; otros llegaron a la conclusión contraria; mientras que otros no encontraron ninguna diferencia (46, 47).

Hay pocos estudios que midan la eficiencia relativa de los centros de salud públicos y privados de los países de ingresos bajos y medios. El estudio de Masiye (48) es tal vez el único que ha informado, de manera significativa, sobre el efecto positivo de la titularidad privada en la eficiencia de los hospitales de Zambia (la eficiencia media de los hospitales privados fue del 73%, frente al 63% de los hospitales públicos).

Esto pone de relieve que las generalizaciones sobre qué modelo de titularidad es el mejor entre los países no son seguras. Al mismo tiempo, la evidencia muestra que los niveles medios de eficiencia son sustancialmente inferiores a lo que podrían ser en todos los tipos de hospitales. Los hospitales pueden ser más eficientes, independientemente de la titularidad, mediante la reducción de las pérdidas y la producción de intervenciones rentables. Garantizar que esto ocurra requiere una administración pública fuerte para establecer y hacer cumplir las reglas de la operación.

1800 vidas en cuatro años. Podemos encontrar iniciativas de las listas de confrontación en varios países, como China, Jordania, el Reino Unido y Tailandia.

Un enfoque más correctivo (y posiblemente polémico) para reducir la mala praxis es retener el sueldo por los errores. Este enfoque se está probando en los Estados Unidos de América donde, desde octubre de 2008, Medicare, el programa de seguridad social administrado por el gobierno, proporciona cobertura médica a los mayores de 65 años y que ha dejado de reembolsar a los hospitales los llamados «acontecimientos yatrógenos», es decir, aquellos errores médicos que se consideran «razonablemente evitables». Estos incluyen errores importantes, como operar en la parte equivocada del cuerpo, pero también complicaciones, como úlceras de decúbito graves y ciertas lesiones causadas por caídas de los pacientes. Al negarse a pagar por las negligencias, Medicare espera reducir las 98 000 muertes estimadas anualmente por imprudencias médicas (53).

Despilfarro y corrupción

Se estima que la corrupción es la responsable de una pérdida anual del 10-25% del gasto sanitario público vinculado a la contratación (compra de los insumos necesarios, como medicamentos, equipos e infraestructuras) (54). Se ha calculado que, sólo en los países desarrollados, el fraude y otras formas de abuso en la asistencia sanitaria cuesta a los distintos gobiernos US$ 12-23 mil millones al año (55). Como la producción y la distribución de los medicamentos es un proceso complejo de muchas etapas, se dan las condiciones adecuadas para que se produzcan numerosos abusos en este ámbito, aunque el problema se extiende a todos los ámbitos de la adquisición.

La experiencia ha demostrado que para frenar la corrupción de manera significativa en la compra y en la distribución de los medicamentos, se deben aplicar dos estrategias complementarias: en primer lugar, un método disciplinario que se aplique de arriba hacia abajo y que esté basado en las reformas legislativas, estableciendo las leyes, las estructuras administrativas y los procesos necesarios para garantizar la transparencia en la regulación y la contratación sanitarias y, en segundo lugar, un planteamiento de valores ascendentes que promueva la integridad institucional a través de los valores y los principios morales e intente motivar la conducta ética de los funcionarios públicos.

Desde el año 2004, 26 países han introducido programas de buena gestión de los medicamentos, basados en estos principios, dando como resultado una reducción en el gasto farmacéutico (56). La alianza *Medicines Transparency Alliance* (Alianza para la lucha por la transparencia de los medicamentos) es otra iniciativa que se centra en la accesibilidad y la disponibilidad de los medicamentos de buena calidad por medio de actuaciones a nivel nacional que promueven la eficiencia en la cadena de adquisición de fármacos, en especial, con transparencia y responsabilidad (57).

Sin embargo, estos principios no se limitan a la compra y la distribución de los medicamentos, sino que se hacen extensibles a todas las actividades relacionadas con la salud. Se basan en los principios básicos de buena gestión, que incluyen la responsabilidad, la transparencia y el respeto al Estado de Derecho (*58*). Las funciones centrales de la reglamentación que pueden combatir eficazmente contra las pérdidas presupuestarias y otros tipos de filtraciones, van desde el registro, la acreditación y la autorización de los proveedores, las instalaciones y los productos sanitarios (para mejorar la calidad), a la supervisión interna y las auditorías. Mejorar la gestión también requiere inteligencia y un mejor empleo de la información, de manera que se puedan identificar las infracciones en la práctica y controlar los cambios.

Evaluación crítica de los servicios necesarios

Se ha calculado que el coste de ganar un año de vida saludable oscila entre menos de US$ 10 y más de US$ 100 000, en función de la intervención (*59, 60*). Dicho de otro modo, si usted elige una intervención que cuesta US$ 10 por año de vida saludable que se ha salvado, con US$ 1 millón puede salvar 100 000 años. Si usted elige la intervención de US$ 100 000, sólo puede salvar 10 años de vida saludable.

No existe una regla general sobre qué intervenciones serán más eficaces y rentables en un país, si se han de tener en cuenta el nivel de los precios, las características epidemiológicas y el grado de cobertura. Ni siquiera es cierto que la prevención sea siempre más eficaz que el tratamiento. Algunos tipos de prevención son más eficaces y están más infrautilizados y otros no. Lo ideal sería que cada país tuviera que evaluar la rentabilidad y la eficiencia de su propio entorno, aunque el programa de trabajo OMS-CHOICE (Selección de las intervenciones rentables) y dos sesiones del Proyecto de Prioridades en el Control de Enfermedades han proporcionado los consejos necesarios sobre la rentabilidad de una gran variedad de intervenciones en diferentes ámbitos (*61*).

No obstante, lo que está claro es que, por diversas razones, las intervenciones de coste elevado y bajo impacto suelen usarse en demasía, mientras que las intervenciones de bajo coste y alto impacto están sin explotar (*59, 60*). Por lo tanto, cambiar los recursos de la primera situación a la segunda es la manera más indicada de conseguir una mayor eficiencia. Nuestra revisión de los pocos estudios comparativos sobre la situación actual, con una combinación de intervenciones más adecuada para los conjuntos de enfermedades o dolencias específicas (Tabla 4.2), sugiere que se podrían haber conseguido los mismos beneficios para la salud con un porcentaje de entre el 16% y el 99% del gasto actual, en función de la dolencia. Estos ahorros del gasto podrían contribuir de manera importante en la mejora de la salud por otros canales.

Aun teniendo en cuenta los gastos de transacción generados al llevar a cabo las redistribuciones necesarias, los resultados de la Tabla 4.2 sugieren que se podría obtener un aumento de la eficiencia del 20% en los países que dieran prioridad a las intervenciones rentables. Las intervenciones rentables varían, evidentemente, según el país. Pero en entornos de ingresos bajos, muchas de las intervenciones más rentables (la prevención y el tratamiento de la salud materna y neonatal o la inmunización básica infantil) no se han implantado totalmente, a costa de un gran número de vidas humanas.

La rentabilidad no es la única consideración a tener en cuenta cuando se decide sobre la combinación perfecta de intervenciones. En los casos en los que se cuestiona la justicia, la integridad o la igualdad básica, el valor social de una intervención sanitaria concreta puede variar respecto al valor de los beneficios sanitarios que produce. Consideremos los cuidados paliativos terminales. Son caros. Por ejemplo, en los Estados Unidos de América, los cuidados paliativos durante el último año de la vida de un paciente representan casi un tercio del gasto anual de Medicare, a pesar de que estos pacientes sólo representan el 5% de las afiliaciones (*68*). Son los valores sociales, por encima de las consideraciones de rentabilidad, los que determinan que la sociedad pueda seguir prestando los cuidados paliativos. Un ejemplo no tan extremo, pero al que a menudo se tienen que enfrentan los responsables

Tabla 4.2. **Ganancias potenciales de la valoración crítica de las intervenciones**

Estudio	Moneda[a]	Coste de la obtención de un año de vida saludable *		
		Relación actual	Relación óptima	Mejora (%)
Tratamiento farmacológico contra la malaria en Zambia (*62*)		10,65	8,57	20
(coste de la curación de cada caso)	US$			
Prevención de enfermedades y lesiones en Tailandia (*63*)				
Prevención de enfermedades cardiovasculares	BHT	300 000	2185	99
Prevención de lesiones por accidentes de tráfico (alcohol)		6190	3375	45
Prevención de lesiones por accidentes de tráfico (uso del casco)		1000	788	21
Control del alcohol y el tabaco en Estonia (*64*)				
Alcohol	EEK	2621	893	66
Tabaco		292	247	15
Intervenciones neuropsiquiátricas en Nigeria (*65*)		37 835	26 337	30
Esquizofrenia	NGN	210 544	67 113	68
Depresión		104 586	62 095	41
Epilepsia		13 339	10 507	21
Alcoholismo		20 134	10 677	47
Conjunto de atenciones psiquiátricas en Australia (*66*)		30 072	17 536	42
Esquizofrenia	AU$	196 070	107 482	45
Trastornos afectivos (cualquiera)		20 463	10 737	48
Trastornos de ansiedad (cualquiera)		15 184	9130	40
Trastornos de alcoholemia		97 932	53 412	45
Tratamiento y prevención del carcinoma cervical (*67*)[b]				
Subregión de ingresos elevados (EurA)	I$	4453	3313	26
Subregión de ingresos medios (WprB)		3071	1984	35
Subregión de ingresos bajos (SearD)		421	355	16

[a] US$, dólar estadounidense; BHT, baht tailandés; EEK, corona estona; NGN, naira nigeriano; AUD, dólar australiano; I$, dólar internacional.
[b] Subregiones de la OMS (estratos de mortalidad): EurA son los países de la Región de Europa con una mortalidad infantil y de adultos muy bajas; WprB son los países de la Región del Pacífico Occidental, con una mortalidad infantil y de adultos bajas; SearD son los países de la Región de Asia Sudoriental, con una mortalidad infantil y de adultos muy elevadas. Las Regiones de la OMS se dividen según los estratos de mortalidad infantil y de adultos: A, mortalidad infantil y mortalidad de adultos muy bajas; B, mortalidad infantil y de adultos bajas; C, mortalidad infantil baja y mortalidad de adultos elevada; D, mortalidad infantil y de adultos elevadas; E, mortalidad infantil elevada y mortalidad de adultos muy elevada(http://www.who.int/opción/demografía/regiones). La clasificación no tiene carácter oficial y sirve únicamente a efectos analíticos.

políticos de las regiones de ingresos bajos y medios, es la disminución de la rentabilidad con la ampliación de la cobertura de las intervenciones en las zonas rurales de difícil acceso. Tal y como se indica en el Capítulo 1, el compromiso con la cobertura universal dependerá en gran medida de la solidaridad social, una disposición para la toma de decisiones que equilibra la eficiencia y la igualdad.

Si bien las consideraciones sobre ecuanimidad son de suma importancia, es fundamental que los gobiernos sigan centrándose en la rentabilidad para que puedan participar de forma activa en una mayor adquisición de servicios y, así, garantizar que el sistema obtiene la mejor relación calidad-precio. Este problema se aborda en mayor profundidad en este capítulo.

Los beneficios potenciales de la mejora de la eficiencia

Si observamos los niveles medios de ineficiencia identificados en los apartados anteriores y los multiplicamos por los porcentajes medios del gasto sanitario total asociados a cada elemento, podremos entender lo que se podría obtener con una mayor eficiencia (Tabla 4.3). En esta tabla se agrupan las 10 causas más comunes de ineficiencia en cinco grandes categorías: recursos humanos sanitarios, medicamentos, hospitales, pérdidas por corrupción y despilfarro y combinación de intervenciones.

De la tabla se desprende que los países de bajos ingresos podrían ahorrar anualmente entre el 12% y el 24% de su gasto sanitario total mediante la mejora de la eficiencia hospitalaria o laboral, liberando así los recursos necesarios para poder ampliar la protección contra los riesgos financieros de un mayor número de personas o ampliar los servicios disponibles. Se desconoce lo que sucedería exactamente si los países trabajaran en todos estos focos de ineficiencia a la vez, pero las ganancias no serían del todo sumativas, ya que una mejora de la eficiencia de, por ejemplo, los profesionales sanitarios, también se traduciría en una mejora automática de la eficiencia hospitalaria. Una estimación conservadora indica que entre el 20% y el 40% del gasto total se consagra a métodos que no mejoran en gran medida la salud de las personas. Los posibles beneficios sanitarios de la reinversión de estos recursos en otras vías más adecuadas para mejorar la salud de la población son enormes.

El primer paso es que los países evalúen la naturaleza y las causas de las ineficiencias locales, basadas en el análisis anterior. Entonces, se tendrían que analizar los costes y el posible impacto de las soluciones más viables. La eficiencia se puede mejorar, tal y como ha demostrado el Líbano recientemente (Cuadro 4.2). Aunque todos los países no podrían obtener los mismos resultados que este país, se pueden obtener beneficios sustanciales en casi todas partes.

Los incentivos, la financiación sanitaria y la eficiencia

Los apartados anteriores sugerían actuaciones específicas para mejorar la eficiencia en las 10 áreas identificadas. En este apartado nos centramos en los incentivos (y su parte contraria) inherentes a los distintos sistemas de financiación que pueden promover la eficiencia o ponerla en peligro.

Uno de los factores importantes es la forma en que se paga al personal sanitario. Los mecanismos de pago de los hospitales y centros de salud, y los

Tabla 4.3. **Ahorro potencial por la eficiencia según los países e ingresos de los países**

Categoría de ingresos	Intervalo potencial de reservas por eficiencia (porcentaje del gasto sanitario total)[a]	Ahorros potenciales por la eficiencia *per capita* (en dólares estadounidenses)[b]		Intervalo potencial del ahorro por la eficiencia en toda la población (en miles de millones de dólares estadounidenses)	
		Media	**Intervalo**	**Media**	**Intervalo**
Recursos humanos				563	110-851
Ingresos elevados	8-16	492	78-629	499	79-639
Ingresos medios	7-14	14	7-48	61	29-206
Ingresos bajos	8-15	2	1-5	3	1-6
Medicamentos				115	24-193
Ingresos elevados	2-3	93	14-122	95	14-124
Ingresos medios	2-5	5	2-16	19	9-67
Ingresos bajos	3-5	1	0-2	1	0-2
Hospitales				287	54-503
Ingresos elevados	3-8	233	30-325	236	31-330
Ingresos medios	5-11	11	5-39	49	23-168
Ingresos bajos	4-9	1	1-3	2	1-4
Pérdidas				271	51-468
Ingresos elevados	3-8	221	28-310	224	29-315
Ingresos medios	5-10	10	5-35	44	22-150
Ingresos bajos	5-10	2	1-3	2	1-4
Combinación de intervención				705	141-1094
Ingresos elevados	10-20	602	95-774	611	96-786
Ingresos medios	10-20	21	10-70	89	43-299
Ingresos bajos	10-20	3	2-7	4	2-8
Total				1409	282-2188
Ingresos elevados	20-40	1204	189-1548	1223	192-1573
Ingresos medios	20-40	42	20-140	178	86-599
Ingresos bajos	20-40	7	3-13	8	4-17

[a] Obtenido por: intervalo de ahorro potencial por eficiencia (recursos humanos: 15-25%; medicamentos: 10-15%; hospitales: 10-25%) x porcentaje del gasto sanitario total de los distintos grupos de países clasificados por ingresos; los ahorros potenciales por la eficiencia referentes a las pérdidas y a la combinación de intervenciones se han calculado directamente como el porcentaje de gasto sanitario *per capita* (6, 69).

[b] Obtenido por: ahorros potenciales por la eficiencia x gasto sanitario medio *per capita* [amplitud intercuartil]: 4013 [947-3871] (ingresos elevados); 139 [101-351] (ingresos medios); 22 [15-33] (ingresos bajos) (6, 69).

médicos, enfermeras, fisioterapeutas, etc. que hacen que funcionen, varían considerablemente entre los sistemas y muchos ofrecen incentivos para evitar la ineficiencia. El sistema de pago más básico, como ya hemos comentado, es el del paciente que paga al profesional sanitario en el momento en que necesita sus servicios. Ya se ha discutido en profundidad la gran variedad de desventajas que presenta este sistema, en especial la barrera económica que impone a los pobres para su acceso y los correspondientes niveles de dificultad económica que impone a las personas que se ven obligadas a utilizar los servicios. Sin embargo, este pago de tarifas por servicios también favorece la saturación de los servicios por parte de quienes que pueden pagarlos. Esta es otra forma de ineficiencia.

La tarifa por servicio prestado es una forma habitual de pago, incluso cuando los fondos se mancomunan, lo que es más frecuente en los sistemas de seguros. Es habitual, pero también es cara. Como es la aseguradora la que paga, ni el médico ni el paciente están motiva-

> ### Cuadro 4.2. Las reformas del Líbano: mejora de la eficiencia del sistema sanitario, aumento de la cobertura y disminución de los desembolsos
>
> En 1998, el Líbano gastó el 12,4% de su PIB en salud, más que cualquier otro país de la Región del Mediterráneo Oriental. Los desembolsos, el 60% del gasto sanitario total, también se encontraban entre los más altos de la región, constituyendo un obstáculo importante para las personas de ingresos bajos. Desde entonces, el Ministerio de Sanidad ha puesto en marcha una serie de reformas para mejorar la igualdad y la eficiencia.
>
> Los componentes clave de esta reforma han sido: una renovación de la red pública de atención primaria, la mejora de la calidad en los hospitales públicos y la mejora del uso racional de las tecnologías médicas y los medicamentos. Esto último ha producido un aumento del uso de medicamentos genéricos de calidad garantizada. El Ministerio de Sanidad también trató de reforzar su liderazgo y sus funciones públicas a través de una autoridad nacional para la salud y la tecnología biomédica, un sistema de acreditación para todos los hospitales y la contratación de hospitales privados para determinados servicios de hospitalización a precios específicos. Ahora cuenta con una base de datos que utiliza para supervisar la prestación de servicios en los centros de salud públicos y privados.
>
> La mejora de la calidad de los servicios en el sector público, tanto en el nivel primario como en el terciario, se ha traducido en una mayor utilización de los mismos, especialmente entre los pobres. Al ser el proveedor de servicios más importante, el Ministerio de Sanidad está en mejores condiciones de negociar las tarifas de los servicios que compra a los hospitales privados y puede utilizar la base de datos para rastrear los costes unitarios de los distintos servicios hospitalarios.
>
> Desde 1998, ha mejorado la utilización de los servicios preventivos, de promoción y terapéuticos, en especial entre los pobres, así como los resultados sanitarios. La reducción del gasto farmacéutico, junto con otras mejoras de la eficiencia, se ha traducido en una reducción del gasto sanitario, como parte del PIB, del 12,4% al 8,4%. Los desembolsos que forman parte del gasto sanitario total se redujeron del 60% al 44%, aumentando los niveles de protección del riesgo financiero.

dos para limitar los gastos y el resultado inevitable es la saturación de los servicios. Este uso excesivo de servicios suele traducirse en un abuso de las prescripciones de medicamentos, pero no se limita únicamente a eso. Un estudio reciente sobre los factores responsables de la creciente incidencia de partos por cesárea nos da otro ejemplo. Hay muchos factores determinantes, pero algo tienen que ver tanto el aumento de la demanda de las pacientes como el aumento de la prestación por parte de los médicos a los que se les paga por la intervención (70). A pesar de que la cesárea está vinculada al aumento de la mortalidad materna, la morbilidad materno-infantil y el aumento de las complicaciones asociadas a los siguientes partos (71–73), hay cada vez más cesáreas, incluso cuando el parto natural no supone ningún riesgo (74). En 69 países de los 137 de los que se tiene información, los índices de cesárea están aumentando, con un coste estimado para estos países de US$ 2 mil millones al año en intervenciones innecesarias (Cuadro 4.3).

No está claro hasta qué punto las pacientes se ven influenciadas por quienes tienen algún interés económico en practicar cesáreas. No obstante, según este mismo estudio sobre la oferta y la demanda, las tasas de cesárea caen en picado cuando es el propio gobierno quien ofrece los servicios sanitarios. En concreto, se concluyó que el doble de la proporción del gasto

Cuadro 4.3. **Variación mundial del índice de cesáreas**

El número de cesáreas varía enormemente entre países, siendo los países más ricos y los que están en transición los que más recurren en exceso a este procedimiento, mientras que los países desfavorecidos económicamente, principalmente en África, no satisfacen la demanda. Los datos sobre las cesáreas realizadas en 137 países en 2007 muestran que, en 54 países, los partos por cesárea representaron menos del 10% de los nacimientos y en 69 países, el porcentaje fue superior al 15%. Sólo 14 de ellos presentaron valores en el intervalo recomendado del 10-15%.

Un análisis por países basado en los métodos de de la OMS-CHOICE (Selección de las intervenciones rentables) revela que el coste del exceso de cesáreas a nivel mundial es superior a US$ 2 mil millones anuales. En 2008, el número de cesáreas innecesarias a nivel mundial superó al número de cesáreas que sí lo eran. Debido a la abrumadora concentración de cesáreas excesivas en los países con niveles de ingresos elevados (y por tanto, con niveles elevados de precios), el coste de las cesáreas innecesarias a nivel mundial en el año 2008 podría haber financiado casi 6 veces los procedimientos de necesidad en los países más pobres.

Fuente. (*75*).

sanitario procedente de fuentes gubernamentales era equivalente a una disminución del 29,8% (9,6-50%) de los índices de cesárea (*70*).

La mayoría de los sistemas en los que las cuotas de usuarios se pagan con cargo a los fondos del seguro han establecido controles sobre los proveedores de servicios para contrarrestar el uso excesivo de los mismos. Muchos países también han introducido los copagos u otras formas de gastos compartidos para animar a los pacientes a que se replanteen la necesidad de utilizar un servicio sanitario. Sin embargo, la introducción de estas medidas puede resultar costosa, requiere una capacidad de vigilancia considerable y no se ocupa de la causa principal del problema: los incentivos por el uso excesivo de los servicios en un sistema basado en la remuneración por los servicios prestados.

Una estrategia para restringirlo es limitar, a través de la capitación, el importe pagado a los proveedores de servicios. La capitación se usa mucho a nivel de la atención primaria, según la cual los profesionales médicos de los servicios sanitarios perciben una tarifa predeterminada para cubrir todas las necesidades sanitarias de cada persona afiliada a ellos. Al hacer responsable al médico de atención primaria o al centro, en realidad el poseedor de los fondos, de pagar por cualquier cuidado que administra a sus pacientes o para el cuidado de los pacientes que refieren a los niveles superiores del sistema, se fomenta el interés por la prevención. La prevención de las enfermedades más graves reduce las referencias e impide que pierdan parte de sus fondos. Sin embargo, esto también podría alentar a los médicos a que retrasaran las remisiones al especialista.

La capitación se emplea a veces para pagar a los proveedores de atención primaria por sus servicios, o a los centros, independientemente de cómo se financie la atención del especialista o del centro especializado. En este caso, los proveedores de atención primaria bien podrían tener un incentivo para referir al paciente antes de tiempo, o cuando los pacientes no necesitaran realmente una asistencia especializada, como una forma de proteger su dinero.

En los hospitales, el equivalente de los honorarios por el servicio prestado es el pago según la duración de la hospitalización. Al igual que en el caso de los pagos de cuotas por los servicios médicos, el pago en función de la duración de la estancia hospitalaria siempre conduce a hospitalizaciones más largas y, por lo tanto, a costes más elevados de lo necesario, clínicamente hablando (*76, 77*).

El mecanismo más eficiente utiliza el pago basado en el caso, como los Grupos relacionados por el diagnóstico (GRD), en los que las distintas enfermedades están integradas en grupos homogéneos de costes, a los que luego se atribuye un gasto medio terapéutico. Un reembolso fijo va al hospital, independientemente de la intensidad con la que se decida tratar al paciente o el tiempo que permanezca allí. La desventaja es que los hospitales pueden dar el alta a los pacientes demasiado pronto para poder readmitirlos y obtener un pago adicional por el nuevo episodio GRD. Muchos países y seguros médicos (y no sólo los de las regiones de ingresos elevados) han introducido algún tipo de pago basado en el caso en sus sistemas de financiación hospitalaria para controlar los costes y estimular la eficiencia. Entre esos países figuran Kazajstán, Kirguistán, Tailandia y Turquía (*78–81*).

En Suecia, un estudio comparativo entre las regiones con gobiernos autonómicos (provincias) que utilizaban la remuneración basada en los GRD y aquellas que no lo hacían, arrojó un ahorro del gasto en torno al 10% (*82*). En Estados Unidos de América ha descendido la duración media de las estancias hospitalarias en los sistemas GRD, frente a otros métodos de remuneración (*83*). Sin embargo, tanto la capitación como la remuneración basada en los GRD requieren la capacidad de medir los costes de manera precisa antes de su aplicación y supervisar su impacto con el tiempo.

La alternativa a la remuneración de los profesionales sanitarios por el servicio o la capitación es para pagar sueldos fijos. En este caso, el desafío consiste en ofrecer incentivos a las personas que no tengan un interés financiero en mejorar. El Servicio Nacional de Salud del Reino Unido introdujo en 2004 un plan de incentivos financieros para los médicos de cabecera, diseñado para que mejoraran la atención sanitaria, especialmente en el seguimiento de ciertas enfermedades (insuficiencia cardíaca, asma y diabetes). La prima puede ascender a varios miles de libras al año y constituye una parte importante de los ingresos de un médico (*84*).

Varios países han comenzado a desarrollar sistemas mixtos de pago, tanto en la asistencia sanitaria hospitalaria como a nivel individual, con la convicción de que una combinación razonable de las formas de pago puede conseguir una eficiencia y calidad superiores que un modelo único de pago (*85*). Por ejemplo, el sistema alemán combina los presupuestos con los GRD en el ámbito hospitalario, con incentivos para controlar los gastos. En Finlandia se paga a los médicos a través de una combinación de salario, capitación y pago por servicio.

Pagar por el rendimiento

Pagar por los buenos resultados es, conceptualmente, lo contrario de lo que Medicare llama la estrategia de los «acontecimientos yatrógenos», gratificando a los médicos y las enfermeras por hacer lo correcto, en lugar de negarse a pagar cuando se equivocan. Se han puesto en práctica muchos planes de incentivos por el desempeño durante las últimas décadas bajo un gran número de denominaciones: pago por el rendimiento, contratación basada en el desempeño, financiación basada en los resultados y financiación basada en el desempeño. Pero todos se reducen a la gratificación por la prestación de determinados servicios para fomentar mayor cobertura, mejor calidad o mejores resultados sanitarios (*86*).

Algunos han tenido resultados positivos en varios países de ingresos elevados, además de la experiencia del Reino Unido indicada anteriormente en este capítulo. En los Estados Unidos de América hay más de 200 programas de pago por las actuaciones; Francia cuenta con un programa nacional; y España e Italia tienen proyectos piloto a escala regional o a pequeña escala (*84*). Las evaluaciones indican que los sistemas de incentivos al desempeño han mejorado la prestación médica y/u hospitalaria, frente a un conjunto de medidas que varían según el entorno, pero que incluyen indicadores de calidad como la adhesión a las mejores prácticas clínicas, el control de la tensión arterial de los pacientes y la reducción de las tasas de complicaciones por la diabetes (*87, 88*). Sin embargo, existen indicios de que estos incentivos no siempre se han traducido en una mejora de la prestación de los proveedores (*89*). Aun cuando parecen haber tenido algún impacto, su rentabilidad se ha tenido en cuenta en pocas ocasiones. ¿Vale la pena realizar pagos adicionales para garantizar la mejora del nivel de desempeño? ¿Hay otras formas más rentables de alcanzar los mismos resultados? Estas preguntas no se han abordado (*90*).

En los últimos años, este tipo de mecanismo de pago se ha introducido de diversas formas en los países en desarrollo, a menudo como proyecto piloto con fondos de los donantes y frecuentemente para las intervenciones en la asistencia materno-infantil (*91*). Entre esos países figuran Burundi, Camboya, Camerún, Egipto, Haití, la India, Nicaragua, la República Democrática del Congo y Rwanda. Se ha informado de la mejora del rendimiento en varias áreas de atención sanitaria, que incluye el número de visitas prenatales, la proporción de mujeres que dan a luz en centros sanitarios y la cobertura de la inmunización infantil (*92, 93*).

Sin embargo, los resultados prometedores se deben tomar con cautela, dada la poca evidencia y los estudios de evaluación no tan sólidos, a pesar de una revisión comparativa entre países realizada recientemente que indica que puede ser una herramienta útil para mejorar la eficiencia, si se aplica correctamente (*94*). Esto requiere una exposición clara de las reglas del juego y de lo que se espera de cada participante. También podría implicar el fortalecimiento del sistema de información y el funcionamiento de la vigilancia para contrarrestar los incentivos contrarios, en los que los proveedores tratan de sacarle partido al sistema, centrándose en los procedimientos y los pacientes que les aporten una mayor gratificación para aumentar los ingresos, o desatender los procedimientos y los pacientes que les ofrecen menores beneficios. Este tipo de comportamiento se ha observado tanto en los entornos de ingresos bajos como en los de ingresos elevados (*95–97*).

Hay dos preocupaciones más sobre los programas de incentivos al rendimiento. En primer lugar, si se introduce el pago por rendimiento mediante diferentes programas independientes, el resultado podría ser que hubiera una competencia entre los incentivos por el rendimiento, en la que cada programa competiría para obtener los proveedores que hicieran su trabajo en lugar de los de otros programas. Cuando los donantes están involucrados, los países receptores deben tomar las decisiones, determinar cómo se ajustan los incentivos por desempeño a su financiación sanitaria global y a las estrategias de la prestación de servicios, y cómo, dónde y para qué se deben pagar los incentivos.

En segundo lugar, centrarse en las recompensas financieras puede afectar a la conducta del proveedor de maneras más sutiles, haciendo que cada profesional sanitario, por ejemplo, sienta que se están cuestionando sus aptitudes o que se desprecia o rechaza su deseo inherente por hacer bien su trabajo (98). Este enfoque también puede hacer que el personal sanitario espere una bonificación por cada intervención que realice (99).

Compra estratégica

Pagar por el rendimiento es sólo una de las consideraciones a la hora de asignar los fondos, para garantizar que existan servicios de buena calidad para quienes los necesitan y que el sistema funcione de manera eficiente. Tradicionalmente se ha pagado a los proveedores de servicios sanitarios por los servicios prestados y/o los gobiernos asignan presupuestos a los distintos niveles del gobierno, a los departamentos y a los programas en base a, mayoritariamente, la financiación que recibieron el año anterior. Esto se ha denominado «compra pasiva» (100, 101). Una compra más activa puede mejorar la calidad y la eficiencia mediante la evaluación de: las necesidades sanitarias de la población y cómo varían según el territorio; las intervenciones y los servicios que mejor satisfagan estas necesidades y las expectativas de la comunidad con los recursos disponibles; la combinación óptima de promoción, prevención, tratamiento y rehabilitación; cómo se deben adquirir o prestar estas intervenciones y servicios, incluidos los mecanismos contractuales y los sistemas de pago de los profesionales sanitarios descritos anteriormente en este capítulo; y de quién se deben comprar, teniendo en cuenta la disponibilidad del personal sanitario y sus niveles de calidad y eficiencia (102).

No es una simple elección entre la compra activa y la pasiva. Los países decidirán dónde puede funcionar una u otra, según su capacidad para recopilar, vigilar e interpretar la información necesaria, fomentando y haciendo cumplir las normas de calidad y eficiencia. La compra pasiva genera ineficiencia. Incluso si los países perciben que aún no poseen la capacidad técnica e informativa para avanzar rápidamente hacia la compra activa, pueden desarrollar una estructura para hacerlo con el tiempo. En la compra activa podría existir la función del pago basado en el desempeño, pero es probable que funcione mejor si forma parte de un enfoque global que incluya el resto de elementos.

Los instrumentos utilizados para la adquisición estratégica se tendrían que cambiar y modificar a lo largo del tiempo. Tal como se ha indicado previamente, la mayoría de los sistemas avanzados de financiación sanitaria explotan varios métodos de pago a los proveedores de servicios sanitarios para intentar conseguir la combinación adecuada de incentivos. Muchos países han pasado de un sistema a otro, a veces por razones técnicas y otras por motivos políticos. Esta es la realidad de los sistemas sanitarios: los responsables políticos deben hacer malabares con varias opciones, mientras se encuentran sumergidos en debates más amplios, a menudo politizados, sobre los méritos de los distintos métodos de pago a los proveedores y de compra de servicios que satisfagan las necesidades de la población.

Fragmentación

Cada país debe encontrar soluciones pragmáticas para pagar a los proveedores o y la compra de servicios que reflejen las condiciones locales. Sea cual sea la decisión que se tome, la base de los sistemas sanitarios que mejor sirva a las necesidades de sus poblaciones tendrá un cierto grado de prepago y mancomunación de fondos. Cuanto más se agrupe el riesgo, mejor. Los fondos grandes ofrecen varias ventajas, en especial, una mayor capacidad para cubrir los costes de las enfermedades caras ocasionales. Los sistemas sanitarios más eficientes evitan la fragmentación de los fondos mancomunados, pero también la fragmentación en la canalización de los fondos y en la distribución de los recursos. Tal como se ha debatido en los capítulos anteriores, la fragmentación limita el alcance de las subvenciones cruzadas que son necesarias en un sistema de fondos mancomunados, entre ricos y pobres, y entre los sanos y los enfermos. En los Estados Unidos de América, los fondos fragmentados se perciben como una de las razones que impiden alcanzar la cobertura universal, a pesar de los altos niveles del gasto sanitario (*103*).

La fragmentación también puede ser ineficiente. Los sistemas con múltiples canales de financiación y fondos mancomunados, cada uno con sus propios gastos administrativos, duplican el esfuerzo, son caros de mantener y requieren coordinación. Del mismo modo, la fragmentación de otras partes del sistema, como el funcionamiento de los hospitales, la distribución de las medicinas y los equipos y los sistemas de apoyo clínico, se traduce en un derroche y una duplicación innecesarios.

Los programas de salud pública, como los del control de la tuberculosis (TB) y el VIH, suelen verse obstaculizados por la fragmentación de los flujos financieros y de la prestación de servicios (*104*). Cuando el flujo de las asignaciones presupuestarias circula desde el gobierno (a menudo complementadas con fondos internacionales) hacia el programa, entonces el programa asume la responsabilidad de la agrupación de los fondos y la asignación de los mismos a los proveedores de servicios sanitarios. En muchos casos, los programas tienen sus propios acuerdos específicos de prestación de servicios, como los hospitales para pacientes con tuberculosis. Por ejemplo, en Kirguistán, la estrategia ideal consistía en que los centros de atención primaria gestionaran el 50% de los pacientes con tuberculosis, pero sólo entre el 3% y el 4% del gasto total para la TB se produjo a este nivel, debido a que la mayoría de los fondos nacionales y exteriores para la TB fueron mancomunados al margen del sistema principal de pago del personal sanitario y llegó en su mayor parte a los hospitales de tuberculosos (*105*). Estos procedimientos se han modificado recientemente y, a partir de 2011, algunos de estos fondos se añadirán al fondo de financiación sanitaria general y podrán mantener el nivel de atención sanitaria para los pacientes con TB.

Los análisis de los flujos financieros para programas del VIH y la drogadicción realizados en Estonia también revelaron una duplicación innecesaria. Los toxicómanos que utilizaban jeringuillas eran un grupo elegido como objetivo en cada programa, que contrataba por separado a las ONG especializadas en programas de ayuda (*106*). En respuesta, el gobierno introdujo un proceso eficiente de contratación única, que combinaba los recursos y unificaba las intervenciones de los dos programas (*107*).

La fragmentación es habitual, pero no está limitada al sistema sanitario. Un informe reciente del Banco Mundial sugirió que en los países latinoamericanos se obtendrían beneficios conjuntos en cuanto a eficiencia e igualdad, con la integración de los sistemas de asistencia social y seguridad social (incluyendo el seguro médico) (*108*).

La fragmentación tampoco es una preocupación exclusiva de los gobiernos nacionales. Existe un creciente reconocimiento en la comunidad internacional para el desarrollo de que la entrega fragmentada de la ayuda conlleva costes administrativos elevados para los donantes y los receptores, una duplicación innecesaria y variaciones en la orientación de las políticas y normas de calidad a nivel nacional (*109*). Un ejemplo de dicha duplicación y gasto innecesario es el elevado número de seminarios de capacitación que se celebran cada año. A menudo, las mismas personas de un país receptor asisten a varios talleres formativos en el transcurso de un año, sobre temas similares y financiados por distintos donantes (*110*).

Por lo tanto, siguiendo el espíritu de la Declaración de París, Francia, sobre la Eficacia de la Ayuda, es fundamental que los donantes principales no sólo se comprometan, sino que además actúen para alinear sus esfuerzos en la promoción de la propiedad nacional de las estrategias y los programas sanitarios. Pueden hacerlo reduciendo la fragmentación, en la forma en la que se canalizan los fondos hacia los países beneficiarios y reduciendo la duplicación en los sistemas formativos, la prestación de servicios, el seguimiento y la información que necesitan. Queda mucho por hacer: el número de asociaciones internacionales e iniciativas mundiales en materia de salud, que reúnen y canalizan fondos hacia los países, ha aumentado considerablemente desde el año 2000 (*111*).

Corregir la desigualdad

Mejorando la eficiencia se conseguirán unos resultados sanitarios mejores y más rentables, pero no será suficiente. En el caso de la salud, va más allá del nivel acumulado de la sanidad pública, expresado claramente por el indicador de la esperanza de vida. A veces, los sistemas sanitarios tienen varios objetivos encontrados: mejorar el nivel general de la salud, reducir las desigualdades sanitarias, mejorar la capacidad de respuesta del sistema a las necesidades y las expectativas de la población y garantizar la equidad económica de los fondos destinados a la salud cuando se recaudan (*112*). La mejor manera para medir la eficiencia sería hacerlo por la capacidad que tiene el sistema para avanzar en todos estos objetivos al mismo tiempo.

Como mínimo, se deben evaluar el progreso a nivel general de la salud de la población y la cobertura de las intervenciones contra las desigualdades, tanto dentro de este nivel acumulado de cobertura como en los resultados sanitarios. En el Capítulo 1 se han descrito las grandes desigualdades existentes entre países respecto al acceso al personal sanitario cualificado durante el parto y la inmunización contra la difteria, el tétanos y la tos ferina (a partir de las recientes Encuestas demográficas y de salud realizadas en la mayoría de los países de ingresos bajos con una mortalidad materno-infantil elevada). Pero las desigualdades existen, incluso en los países más ricos, tal y como destacó la reciente Comisión sobre Determinantes Sociales de la Salud (*113*). Un estudio reciente realizado en Australia indicó que los pacientes con enfermedades cardiovasculares tenían una tendencia mucho menor a someterse a intervenciones quirúrgicas si se encontraban en un grupo socio-económico más bajo. En el otro extremo, los pacientes de bajo nivel socio-económico tenían un 52% menos de probabilidad de someterse a una angiografía que sus homólogos más ricos (*114*). Podemos encontrar ejemplos similares sobre desigualdades en los resultados sanitarios o en el acceso a los servicios en un gran número de países y en todos los niveles de ingresos (*115, 116*).

Los emigrantes son uno de los pocos grupos restantes que no están cubiertos por el seguro médico en Costa Rica, donde se han realizado grandes avances hacia la cobertura universal en muchos otros aspectos (*117*). Las poblaciones indígenas también merecen una atención especial, al tener una esperanza de vida más corta y un estado de salud peor que sus compatriotas no indígenas en casi todos los países. Un estudio reciente revela que, por ejemplo, en siete países de Centroamérica y Sudamérica el porcentaje de mujeres indígenas que reciben atención prenatal o que dan a luz en centros de salud era mucho menor que el de las mujeres no indígenas. Esta desigualdad en la cobertura sanitaria es una de las causas de la disparidad en los resultados de salud materna entre las poblaciones indígenas y no indígenas (*118*). Las mujeres afroamericanas de estos mismos países también dieron a luz en centros sanitarios con menos frecuencia y tenían peores resultados de salud materna que las demás (*118*). En países de altos ingresos como Australia, Canadá, los Estados Unidos de América y Nueva Zelanda existen diferentes tipos de desigualdades en el acceso a los servicios sanitarios entre las comunidades indígenas y las no indígenas vinculadas, con frecuencia, a la distancia y a los gastos del transporte. Cualquiera que sea la razón, los resultados sanitarios siguen siendo persistentemente más bajos para las poblaciones indígenas (*119*).

Si se garantiza que una alta proporción de los fondos disponibles para la salud sea de prepago y esté mancomunada, se aumenta la protección del riesgo financiero y el acceso a los servicios para toda la población. Las ayudas del gobierno para las personas que no pueden pagar, derivadas de los ingresos generales, aumentan aún más la protección frente al riesgo financiero y el acceso a los servicios. Las transferencias de dinero, los vales y otros mecanismos para reducir las barreras económicas asociadas a los gastos del transporte y del alojamiento, así como al tiempo de trabajo perdido, incrementan aún más la cobertura. Pero corregir las desigualdades requiere algo más que un buen sistema de financiación sanitaria. Se necesita un conjunto más amplio de iniciativas externas a la salud, vinculado en gran parte a los factores socio-económicos determinantes. Dicho esto, ningún sistema sanitario puede garantizar una cobertura equitativa si carece de los tipos de mecanismos de financiación sanitaria descritos en este informe.

Conclusión

Se estima que entre el 20% y el 40% de todo el gasto sanitario se desperdicia por la ineficiencia. Se trata de una estimación indicativa, basada en datos relativamente limitados, pero que pone de manifiesto que se pueden llevar a cabo mejoras importantes, reduciendo la ineficiencia. Cada país podría hacer algo o a veces mucho, para mejorar la eficiencia. La comunidad internacional también podría hacer más para mejorar la eficiencia de la estructura sanitaria mundial y para apoyar los intentos de los países receptores de ser más eficientes.

En este capítulo se analizan algunas de las vías más directas y prácticas para reducir el despilfarro. Los responsables políticos deben basarse en ellas de acuerdo a sus propias necesidades, reconociendo que puede haber otras posibilidades en su propio entorno. Tal vez, al contrario de lo que se suponía, la reducción de la ineficiencia no requiera necesariamente una reducción del gasto; la ineficiencia también puede proceder del gasto insuficiente, en lugar del gasto excesivo. Por ejemplo, los salarios bajos pueden hacer que los profesionales sanitarios complementen sus ingresos con un segundo empleo durante su empleo principal. Las soluciones han de adaptarse a las necesidades de cada país. Pero eliminar algunos de esos gastos permitiría que los países pobres avanzaran más rápidamente hacia la cobertura universal, mientras que los países más ricos podrían mejorar la disponibilidad y calidad de los servicios ofertados. ■

Bibliografía

1. *The price of excess: identifying waste in healthcare spending*. PricewaterhouseCoopers' Health Research Institute, 2009 (http://www.pwc.com/us/en/healthcare/publications/the-price-of-excess.jhtml, accessed 7 July 2010).
2. *Where can $700 billion in waste be cut annually from the US healthcare system?* Thomson Reuters, 2009 (http://www.factsforhealthcare.com/whitepaper/HealthcareWaste.pdf, accessed 06 July 2010).
3. *The financial cost of healthcare fraud*. European Healthcare Fraud and Corruption Network, 2010 (http://www.ehfcn.org/media/documents/The-Financial-Cost-of-Healthcare-Fraud---Final-(2).pdf, accessed 2 July 2010).
4. Roses M. *Hacia un desarrollo integrado e inclusivo en América Latina y el Caribe,* 2010 (http://www.paho.org/Spanish/D/D_III_ForoPoliticaSocial_OPS_final.ppt, accessed 06 July 2010).
5. *World health statistics 2010*. Geneva, World Health Organization, 2010.
6. Chisholm D, Evans DB. *Improving health system efficiency as a means of moving towards universal coverage*. World health report 2010 background paper, no. 28 (http://www.who.int/healthsystems/topics/financing/healthreport/whr_background/en).
7. Lu Y et al. Medicine expenditures. In: *The world medicines situation*. Geneva, World Health Organization, 2010 (http://dosei.who.int/).
8. *International drug price indicator guide*. Management Sciences for Health, 2008 (http://erc.msh.org/dmpguide, accessed 06 July 2010).
9. Cameron A et al. Medicine prices, availability, and affordability in 36 developing and middle-income countries: a secondary analysis. *Lancet*, 2009,373:240-249. doi:10.1016/S0140-6736(08)61762-6 PMID:19042012
10. *Medicine prices, availability, affordability and price components*. Health Action International, 2008 (http://www.haiweb.org/medicineprices, accessed 7 July 2010).
11. Cameron A. *Cost savings of switching consumption from originator brand medicines to generic equivalents*. World health report 2010 background paper, no. 35 (http://www.who.int/healthsystems/topics/financing/healthreport/whr_background/en).
12. *Médicaments génériques: plus d'1 milliard d'euros d'économie en 2009*. Caisse Nationale D'Assurance Maladie, 2009 (http://www.ameli.fr/fileadmin/user_upload/documents/CP_generiques_nov_09_vdef.pdf, accessed 2 July 2010).
13. *Mémento medicament 2009*. Fédération Nationale de la Mutualité Française, 2009 (http://www.mutualite.fr/L-actualite/Kiosque/Communiques-de-presse/La-Mutualite-francaise-publie-l-edition-2009-de-son-Memento-medicament, accessed 2 July 2010).
14. Dondorp AM et al. Fake antimalarials in Southeast Asia are a major impediment to malaria control: multinational cross-sectional survey on the prevalence of fake antimalarials. *Tropical medicine & international health : TM & IH*, 2004,9:1241-1246. doi:10.1111/j.1365-3156.2004.01342.x PMID:15598255

15. *Survey of the quality of selected antimalarial medicines circulating in Madagascar, Senegal, and Uganda*. The United States Pharmacopeia and USAID, 2010 (http://www.usaid.gov/our_work/global_health/hs/publications/qamsa_report_1109.pdf, accessed 6 July 2010).

16. Cockburn R et al. The global threat of counterfeit drugs: why industry and governments must communicate the dangers. *PLoS Medicine*, 2005,2:e100- doi:10.1371/journal.pmed.0020100 PMID:15755195

17. *Production of medicines*. Geneva, World Health Organization (http://www.who.int/medicines/areas/quality_safety/quality_assurance/production, accessed 6 July 2010).

18. *Prequalification programme: a United Nations programme managed by WHO*. Geneva, World Health Organization (http://apps.who.int/prequal/default.htm, accessed 6 July 2010).

19. *Medicines use in primary care in developing and transitional countries*. Geneva, World Health Organization, 2009 (http://www.who.int/medicines/publications/who_emp_2009.3, accessed 7 July 2010).

20. *Adherence to long-term therapies: evidence for action*. Geneva, World Health Organization, 2003 (http://www.who.int/chp/knowledge/publications/adherence_full_report.pdf, accessed 7 July 2010).

21. Holloway K, Dijk E. Rational use of medicines. In: *The world medicines situation*. Geneva, World Health Organization, 2010 (http://dosei.who.int/).

22. Abegunde D. *Inefficiencies due to poor access to and irrational use of medicines to treat acute respiratory tract infections in children*. World health report 2010 background paper, no. 52 (http://www.who.int/healthsystems/topics/financing/healthreport/whr_background/en).

23. *Essential health technologies*. Geneva, World Health Organization (http://www.who.int/eht, accessed 7 July 2010).

24. *Health at a glance 2009*. Paris, Organisation for Economic Co-operation and Development, 2009.

25. Issakov A. Health care equipment: a WHO perspective. In: Van Gruting CWD, eds. *Medical devices: international perspectives on health and safety*. Amsterdam, Elsevier, 1994.

26. *Guidelines for health care equipment donations*. Geneva, World Health Organization, 2000 (http://www.who.int/selection_medicines/emergencies/guidelines_medicine_donations/en/index.html, accessed 6 July 2010).

27. *Medical equipment in Gaza's hospitals: internal management, the Israeli blockade and foreign donations*. Cairo, World Health Organization Regional Office for the Eastern Mediterranean, 2009 (http://www.emro.who.int/Palestine/reports/monitoring/WHO_special_monitoring/gaza/Medical%20equipment%20in%20Gaza%20EB%20report(July09).pdf, accessed 6 July 2010).

28. Fisher ES et al. The implications of regional variations in Medicare spending. Part 1: the content, quality, and accessibility of care. *Annals of Internal Medicine*, 2003,138:273-287. PMID:12585825

29. Fisher ES et al. The implications of regional variations in Medicare spending. Part 2: health outcomes and satisfaction with care. *Annals of Internal Medicine*, 2003,138:288-298. PMID:12585826

30. Fisher ES. Medical care–is more always better? *The New England Journal of Medicine*, 2003,349:1665-1667. doi:10.1056/NEJMe038149 PMID:14573739

31. Maynard A. *Payment for performance (P4P): international experience and a cautionary proposal for Estonia*. Copenhagen, World Health Organization Regional Office for Europe, 2008 (Health Financing Policy Paper; http://www.euro.who.int/__data/assets/pdf_file/0009/78975/P4P_Estonia.pdf, accessed 13 July 2010).

32. Fox KAA et al. Management of acute coronary syndromes. Variations in practice and outcome; findings from the Global Registry of Acute Coronary Events (GRACE). *European Heart Journal*, 2002,23:1177-1189. doi:10.1053/euhj.2001.3081 PMID:12127920

33. Peterson S, Eriksson M, Tibblin G. Practice variation in Swedish primary care. *Scandinavian Journal of Primary Health Care*, 1997,15:68-75. doi:10.3109/02813439709018490 PMID:9232706

34. de Jong J, Groenewegen P, Westert GP. Medical practice variation: Does it cluster within general practitioners' practices? In: Westert GP, Jabaaij L, Schellevis GF, eds. *Morbidity, performance and quality in primary care. Dutch general practice on stage*. Abingdon, Radcliffe, 2006.

35. Hernandez P et al. *Measuring expenditure for the health workforce: evidence and challenges*. World health report 2006 background paper (http://www.who.int/nha/docs/Paper%20on%20HR.pdf, accessed 7 July 2010).

36. *The world health report 2006 - working together for health*. Geneva, World Health Organization, 2006.

37. Kurowski C et al. *Human resources for health: requirements and availability in the context of scaling-up priority interventions in low-income countries - case studies from Tanzania and Chad*. London, London School of Hygiene and Tropical Medicine, 2003 (HEFP working paper 01/04).

38. Sousa A et al. *Measuring the efficiency of human resources for health for attaining health outcomes across subnational units in Brazil*. World health report 2006 background paper (http://www.who.int/hrh/documents/measuring_efficiency_Brazil.pdf, accessed 7 July 2010).

39. DeCoster C et al. Inappropriate hospital use by patients receiving care for medical conditions: targeting utilization review. *CMAJ : Canadian Medical Association journal = journal de l'Association medicale canadienne*, 1997,157:889-896. PMID:9327796

40. Posnett J. Are bigger hospitals better? In: Mckee M, Healy J, eds. *Hospitals in a changing Europe*. Buckingham, Open University Press, 2002.

41. Hollingsworth B. The measurement of efficiency and productivity of health care delivery. *Health Economics*, 2008,17:1107-1128. doi:10.1002/hec.1391 PMID:18702091

42. Zere E et al. Technical efficiency of district hospitals: evidence from Namibia using data envelopment analysis. *Cost effectiveness and resource allocation : C/E*, 2006,4:5- doi:10.1186/1478-7547-4-5 PMID:16566818

43. Lee KH, Yang SB, Choi M. The association between hospital ownership and technical efficiency in a managed care environment. *Journal of Medical Systems*, 2009,33:307-315. doi:10.1007/s10916-008-9192-2 PMID:19697697

44. Steinmann L, Zweifel P. On the (in)efficiency of Swiss hospitals. *Applied Economics*, 2003,35:361-370. doi:10.1080/00036840210167183

45. Filippini M, Farsi M. *An analysis of efficiency and productivity in Swiss hospitals*. Report to Swiss Federal Statistical Office and Swiss Federal Office for Social Security, 2004 (http://www.bfs.admin.ch/bfs/portal/de/index/themen/14/03/01/dos/01.Document.80194.pdf, accessed 7 July 2010).

46. Herr A. Cost and technical efficiency of German hospitals: does ownership matter? *Health Economics*, 2008,17:1057-1071. doi:10.1002/hec.1388 PMID:18702100

47. Staat M. Efficiency of hospitals in Germany: a DEA-bootstrap approach. *Applied Economics*, 2006,38:2255-2263. doi:10.1080/00036840500427502

48. Masiye F. Investigating health system performance: an application of data envelopment analysis to Zambian hospitals. *BMC Health Services Research*, 2007,7:58- doi:10.1186/1472-6963-7-58 PMID:17459153

49. Bates DW et al. Research Priority Setting Working Group of the WHO World Alliance for Patient SafetyGlobal priorities for patient safety research. *BMJ*, 2009,338:b1775- doi:10.1136/bmj.b1775 PMID:19443552

50. *First Global Patient Safety Challenge*. World Health Organization Alliance of Patient Safety (http://www.who.int/gpsc/country_work/burden_hcai/en/index.html, accessed 4 June 2010).

51. Kohn TL, Corrigan MJ, Donaldson SM. *To err is human: building a safer health system*. Committee on Quality of Health Care in America, Institute of Medicine. Washington, DC, National Academy Press, 1999.

52. Pronovost P et al. An intervention to decrease catheter-related bloodstream infections in the ICU. *The New England Journal of Medicine*, 2006,355:2725-2732. doi:10.1056/NEJMoa061115 PMID:17192537

53. Humphreys G. When the patient falls out of bed, who pays? *Bulletin of the World Health Organization*, 2009,87:169-170. doi:10.2471/BLT.09.030309 PMID:19377709

54. *Handbook for curbing corruption in public procurement - experiences from Indonesia, Malaysia and Pakistan*. Berlin, Transparency International, 2006.

55. Becker D, Kessler D, McClellan M. Detecting Medicare abuse. *Journal of Health Economics*, 2005,24:189-210. doi:10.1016/j.jhealeco.2004.07.002 PMID:15617794

56. Baghdadi-Sabeti G, Serhan F. *Good governance form medicines programme: an innovative approach to prevent corruption in the pharmaceutical sector*. World health report 2010 background paper, no. 25 (http://www.who.int/healthsystems/topics/financing/healthreport/whr_background/en).

57. Medicines Transparency Alliance (MeTA). (http://www.medicinestransparency.org/, accessed 6 July 2010).

58. Siddiqi S et al. Framework for assessing governance of the health system in developing countries: gateway to good governance. *Health policy (Amsterdam, Netherlands)*, 2009,90:13-25. doi:10.1016/j.healthpol.2008.08.005 PMID:18838188

59. WHO CHOICE Database. Geneva, World Health Organization, 2010 (http://www.who.int/choice, accessed 7 July 2010).

60. Disease Control Priorities Project. (http://www.dcp2.org, accessed 7 July 2010).

61. Hutubessy R, Chisholm D, Edejer TTT. Generalized cost-effectiveness analysis for national-level priority-setting in the health sector. *Cost effectiveness and resource allocation : C/E*, 2003,1:8- doi:10.1186/1478-7547-1-8 PMID:14687420

62. Chanda P et al. A cost-effectiveness analysis of artemether lumefantrine for treatment of uncomplicated malaria in Zambia. *Malaria Journal*, 2007,6:21- doi:10.1186/1475-2875-6-21 PMID:17313682

63. *Unpublished analysis from the SPICE project (Setting Priorities using Information on Cost-Effectiveness): informing policy choices and health system reform in Thailand*. Brisbane, University of Queensland, 2010 (http://www.uq.edu.au/bodce/docs/Spice_Brochure.pdf, accessed 7 July 2010).

64. Lai T et al. Costs, health effects and cost-effectiveness of alcohol and tobacco control strategies in Estonia. *Health policy (Amsterdam, Netherlands)*, 2007,84:75-88. doi:10.1016/j.healthpol.2007.02.012 PMID:17403551

65. Gureje O et al. Cost-effectiveness of an essential mental health intervention package in Nigeria. *World psychiatry : official journal of the World Psychiatric Association (WPA)*, 2007,6:42-48. PMID:17342226

66. Andrews G et al. Utilising survey data to inform public policy: comparison of the cost-effectiveness of treatment of ten mental disorders. *The British journal of psychiatry : the journal of mental science*, 2004,184:526-533. doi:10.1192/bjp.184.6.526 PMID:15172947

67. Ginsberg GM et al. Screening, prevention and treatment of cervical cancer – a global and regional generalized cost-effectiveness analysis. *Vaccine*, 2009,27:6060-6079. doi:10.1016/j.vaccine.2009.07.026 PMID:19647813

68. Hogan C et al. Medicare beneficiaries' costs of care in the last year of life. *Health Aff (Millwood)*, 2001,20:188-195. doi:10.1377/hlthaff.20.4.188 PMID:11463076

69. National Health Accounts [online database]. Geneva, World Health Organization (http://www.who.int/nha, accessed 7 July 2010).

70. Lauer JA et al. *Determinants of caesarean section rates in developed countries: supply, demand and opportunities for control.* World health report 2010 background paper, no. 29 (http://www.who.int/healthsystems/topics/financing/healthreport/whr_background/en).

71. Minkoff H, Chervenak FA. Elective primary cesarean delivery. *The New England Journal of Medicine*, 2003,348:946-950. doi:10.1056/NEJMsb022734 PMID:12621140

72. Bewley S, Cockburn JI. I. The unethics of 'request' caesarean section. *BJOG : an international journal of obstetrics and gynaecology*, 2002,109:593-596. PMID:12118633

73. Villar J et al. WHO 2005 global survey on maternal and perinatal health research groupCaesarean delivery rates and pregnancy outcomes: the 2005 WHO global survey on maternal and perinatal health in Latin America. *Lancet*, 2006,367:1819-1829. doi:10.1016/S0140-6736(06)68704-7 PMID:16753484

74. Declercq E, Menacker F, MacDorman M. Rise in "no indicated risk" primary caesareans in the United States, 1991–2001: cross sectional analysis. *BMJ (Clinical research ed.)*, 2005,330:71-72. doi:10.1136/bmj.38279.705336.0B PMID:15556953

75. Gibbons L et al. *The global numbers and costs of additionally needed and unnecessary caesarean sections performed per year: overuse as a barrier to universal coverage.* World health report 2010 background paper, no. 30 (http://www.who.int/healthsystems/topics/financing/healthreport/whr_background/en).

76. McDonagh MS, Smith DH, Goddard M. Measuring appropriate use of acute beds. A systematic review of methods and results. *Health policy (Amsterdam, Netherlands)*, 2000,53:157-184. doi:10.1016/S0168-8510(00)00117-2 PMID:10996065

77. Pileggi C et al. Inappropriate hospital use by patients needing urgent medical attention in Italy. *Public Health*, 2004,118:284-291. doi:10.1016/j.puhe.2003.06.002 PMID:15121437

78. Kutzin J et al. Bismarck meets Beveridge on the Silk Road: coordinating funding sources to create a universal health financing system in Kyrgyzstan. *Bulletin of the World Health Organization*, 2009,87:549-554. doi:10.2471/BLT.07.049544 PMID:19649370

79. Burduja D. Health services policies and case mix - what would you expect (or not) to happen? Selected findings from Romania and Turkey, 2000–2008. *BMC Health Services Research*, 2008,8:Suppl 1A5- doi:10.1186/1472-6963-8-S1-A5

80. Hirunrassamee S, Ratanawijitrasin S. Does your health care depend on how your insurer pays providers? Variation in utilization and outcomes in Thailand. *International Journal of Health Care Finance and Economics*, 2009,9:153-168. doi:10.1007/s10754-009-9062-6 PMID:19396629

81. O'Dougherty S et al. Case Based Hospital Payment System. In: Langenbrunner JC, Cashin C, O'Dougherty S, eds. *Designing and Implementing Health Care Provider Payment Systems.* Washington, DC, The World Bank, 2009.

82. Gerdtham UG et al. Internal markets and health care efficiency: a multiple-output stochastic frontier analysis. *Health Economics*, 1999,8:151-164. doi:10.1002/(SICI)1099-1050(199903)8:2<151::AID-HEC411>3.0.CO;2-Q PMID:10342728

83. Culyer A, Newhouse J. Government purchasing of health services. In: Chalkey M, Malcomson J, eds. *Handbook of health economics.* Amsterdam, Elsevier, 2010.

84. Elovainio R. *Performance incentives for health in high-income countries – key issues and lessons learned.* World health report 2010 background paper; no. 32 (http://www.who.int/healthsystems/topics/financing/healthreport/whr_background/en).

85. Park M et al. *Provider payments and cost-containment – lessons from OECD countries*. Geneva, World Health Organization, 2007 (Health Systems Financing Technical Briefs for Policy-makers, WHO/HSS/HSF/PB/07/02; http://www.who.int/health_financing/documents/pb_e_07_2-provider_payments.pdf, accessed 6 July 2010).

86. Perrot J et al. *Performance incentives for health care providers*. Geneva, World Health Organization, 2010 (Health Systems Financing Discussion Paper, HSS/HSF/DP.E.10.1; http://www.who.int/contracting/DP_10_1_EN.pdf, accessed 7 July 2010).

87. Campbell S et al. Quality of primary care in England with the introduction of pay for performance. *The New England Journal of Medicine*, 2007,357:181-190. doi:10.1056/NEJMsr065990 PMID:17625132

88. Lindenauer PK et al. Public reporting and pay for performance in hospital quality improvement. *The New England Journal of Medicine*, 2007,356:486-496. doi:10.1056/NEJMsa064964 PMID:17259444

89. Oldroyd J et al. Providing healthcare for people with chronic illness: the views of Australian GPs. *The Medical Journal of Australia*, 2003,179:30-33. PMID:12831381

90. Fleetcroft R, Cookson R. Do the incentive payments in the new NHS contract for primary care reflect likely population health gains? *Journal of Health Services Research & Policy*, 2006,11:27-31. doi:10.1258/135581906775094316 PMID:16378529

91. Eichler R, Levine R, Performance-based Incentives Working Group, eds. *Performance incentives for global health: potential and pitfalls*. Washington, DC, Center for Global Development, 2009.

92. Eichler R et al. Going to scale with a performance incentive model. In: Eichler R, Levine R, Performance-based Incentives Working Group, eds. *Performance incentives for global health*. Washington, DC, Center for Global Development, 2009.

93. Basinga P et al. *Paying primary health care centers for performance in Rwanda*. Washington, DC, The World Bank, 2010 (Policy Research Working Paper No. 5190).

94. Toonen J et al. *Learning lessons on implementing performance based financing from a multi-country evaluation*. Royal Tropical Institute in collaboration with Cordaid and the World Health Organization. Amsterdam, Royal Tropical Institute, 2009 (http://www.who.int/contracting/PBF.pdf, accessed 4 June 2010).

95. Oxman AD, Fretheim A. *An overview of research on the effects of results-based financing*. Oslo, Norwegian Knowledge Centre for Health Services, 2008.

96. Petersen LA et al. Does pay-for-performance improve the quality of health care? *Annals of Internal Medicine*, 2006,145:265-272. PMID:16908917

97. Cowley J. Effects of health worker incentive payment on safe motherhood indicators in Burundi. Presentation at STI symposium, Basel, 27 November 2008. (http://www.swisstph.ch/fileadmin/user_upload/Pdfs/STI_Symposium_08_Cowley.pdf, accessed on August 4 2010).

98. Wynia MK. The risks of rewards in health care: how pay-for-performance could threaten, or bolster, medical professionalism. *Journal of General Internal Medicine*, 2009,24:884-887. doi:10.1007/s11606-009-0984-y PMID:19387747

99. McDonald R, Roland M. Pay for performance in primary care in England and California: comparison of unintended consequences. *Annals of Family Medicine*, 2009,7:121-127. doi:10.1370/afm.946 PMID:19273866

100. Figueras J, Robinson R, Jakubowski E. Purchasing to improve health systems performance: drawing the lessons. In: Figueras J, Robinson R, Jakubowski E, eds. *Purchasing to improve health systems performance*. World Health Organization on behalf of the European Observatory for Health Systems and Policies. Maidenhead, Open University Press, 2005.

101. Kutzin J. A descriptive framework for country-level analysis of health care financing arrangements. *Health Policy*, 2001,56:171-204. doi:10.1016/S0168-8510(00)00149-4 PMID:11399345

102. Preker AS et al. *Public ends, private means. Strategic purchasing of health services: strategic purchasing of value for money in health care*. Washington, DC, The World Bank, 2007.

103. Walgate R. European health systems face scrutiny in US debate. *Lancet*, 2009,374:1407-1408. doi:10.1016/S0140-6736(09)61845-6 PMID:19866517

104. Kutzin J, Cashin C, Jakab M. *Financing of public health services and programs: time to look into the black box. Implementing health financing reform: lessons from countries in transition*. Copenhagen, World Health Organization Regional Office for Europe and the European Observatory on Health Systems and Policies, 2010.

105. Akkazieva B et al. *Review of total health expenditures on TB programme in Kyrgyzstan, 2007: NHA sub-accounts on TB control programme*. Bishkek, Health Policy Analysis Centre, 2007 (Policy Research Paper No. 55; http://pdf.usaid.gov/pdf_docs/PNADP453.pdf, accessed 7 July 2010).

106. Alban A, Kutzin J. *Scaling up treatment and care for HIV/AIDS and TB and accelerating prevention within the health system in the Baltic States (Estonia, Latvia, Lithuania). Economic, health financing and health system implications.* Copenhagen, World Health Organization Regional Office for Europe, 2007 (http://www.euro.who.int/__data/assets/pdf_file/0011/78905/E90675.pdf, accessed 2 July 2010).

107. Politi C, Torvand T. *Financing HIV/AIDS and Tuberculosis interventions in Estonia.* Copenhagen, World Health Organization Regional Office for Europe, 2007 (http://www.euro.who.int/__data/assets/pdf_file/0010/78904/E90770.pdf, accessed 7 July 2010).

108. Ferreira FHG, Robalino D. *Social Protection in Latin America: achievements and limitation.* Washington, DC, The World Bank, Latin America and the Caribbean Region, Office of the Chief Economist and Human Development Network, Social Protection and Labor Unit, 2010 (Policy Research Working Paper WPS5305; http://www-wds.worldbank.org/external/default/WDSContentServer/IW3P/IB/2010/05/10/000158349_20100510134942/Rendered/PDF/WPS5305.pdf, accessed 7 July 2010).

109. *Raising and channeling funds. Working Group 2 report.* Geneva, Taskforce on Innovative International Financing for Health Systems, 2009 (http://www.internationalhealthpartnership.net//CMS_files/documents/working_group_2_report:_raising_and_channeling_funds_EN.pdf, accessed 2 July 2010).

110. *Reforming allowances: a win-win approach to improved service delivery, higher salaries for civil servants and saving money.* Dar es Salaam, Tanzania Policy Forum, 2009 (Technical policy brief 9; http://www.policyforum-tz.org/files/ReformingAllowances.pdf, accessed 04 June 2010).

111. Waddington C et al. *Global aid architecture and the health Millennium Development Goals. Study report 1/2009.* Oslo, Norwegian Agency for Development Cooperation, 2009 (http://www.norad.no/en/Tools+and+publications/Publications/Publication+Page?key=146674, accessed 7 July 2010).

112. *Everybody's business: strengthening health systems to improve health outcomes. WHO's Framework for Action.* Geneva, World Health Organization, 2007 (http://www.who.int/healthsystems/strategy/everybodys_business.pdf, accessed 7 July 2010).

113. *Closing the gap in a generation: Health equity through action on the social determinants of health.* A report of the WHO Commission on Social Determinants of Health. Geneva, World Health Organization, 2008.

114. Korda RJ, Clements MS, Kelman CW. Universal health care no guarantee of equity: comparison of socioeconomic inequalities in the receipt of coronary procedures in patients with acute myocardial infarction and angina. *BMC Public Health*, 2009,9:460- doi:10.1186/1471-2458-9-460 PMID:20003401

115. Huber M et al. *Quality in and equality of access to healthcare services.* European Commission Directorate-General for Employment, Social Affairs and Equal Opportunities, 2008 (http://www.euro.centre.org/data/1237457784_41597.pdf, accessed 7 July 2010).

116. Gwatkin DR et al. *Socio-economic differences in health, nutrition, and population within developing countries: an overview.* Washington, DC, The World Bank, 2007 (http://siteresources.worldbank.org/INTPAH/Resources/IndicatorsOverview.pdf, accesssed 2 July 2010).

117. Sáenz M, Bermudez JM, Acosta M. *Costa Rican health care system.* World health report 2010 background paper, no. 11. (http://www.who.int/healthsystems/topics/financing/healthreport/whr_background/en).

118. Parodi CT, Munoz S, Sanhueza A. *Acceso y gasto de salud para grupos étnicos /raciales en la región de las Américas.* World health report 2010 background paper, no. 46 (http://www.who.int/healthsystems/topics/financing/healthreport/whr_background/en).

119. Jackson Pulver LR et al. *Indigenous health: Australia, Canada, Aotearoa, New Zealand and the United States: laying claim to a future that embraces health for us all.* World health report 2010 background paper, no. 33 (http://www.who.int/healthsystems/topics/financing/healthreport/whr_background/en).

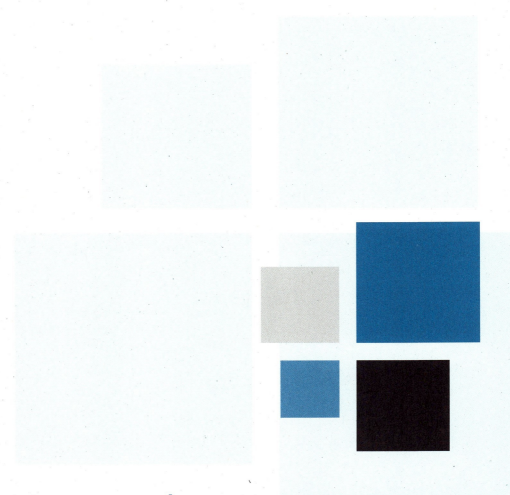

Capítulo 5 | **Una agenda para la acción**

5

Una agenda para la acción

Aprender de la experiencia

Ningún país parte de cero en la manera de financiar sus servicios sanitarios. Todos tienen implantado algún tipo de sistema sobre el que trabajar de acuerdo a sus valores, limitaciones y oportunidades. Este proceso puede y debe nutrirse de las experiencias internacionales y nacionales. A partir de la revisión de los mejores datos disponibles descritos en los capítulos anteriores, ahora es el momento de sacar las conclusiones principales y sugerir la manera en que los países pueden tomar las medidas necesarias para conseguir la cobertura universal.

1. Pagar por la salud mediante fórmulas que no impidan el acceso a los servicios

La conclusión más importante es que, a nivel mundial, se depende demasiado **de los pagos directos como fuente de ingresos nacionales para la salud.** La obligación de pagar directamente por los servicios en el momento que se necesitan (tanto si el pago se realiza de manera formal o informal) impide que millones de personas reciban atención médica cuando la necesitan. Además, para aquellos que buscan tratamiento, puede acarrear una dificultad financiera grave e, incluso, el empobrecimiento. Muchos países podrían tomar más medidas para proteger a estas personas, garantizando que la mayor parte de la financiación sanitaria nacional proceda de un sistema de prepago que, al ser malcomunado, pueda repartir los riesgos financieros entre toda la población. El prepago y los fondos mancomunados no sólo eliminan las barreras económicas para el acceso a los servicios, sino que además reducen la incidencia de los gastos sanitarios catastróficos, dos objetivos clave en el avance hacia la cobertura universal.

Existen datos fehacientes de que la recaudación de fondos mediante el prepago obligatorio construye el camino más eficiente y equitativo posible hacia la cobertura universal. En los países que se han acercado más a la consecución de la cobertura sanitaria universal, el prepago está estandarizado y se organiza a través de impuestos generales y/o contribuciones obligatorias al seguro médico. Ningún mecanismo es intrínsecamente superior, ni existe siempre una clara distinción entre ambos. Las contribuciones obligatorias de los empresarios y de los trabajadores al seguro médico son un impuesto real, fijado para financiar la salud. Dicho esto, los países que dependen en gran medida de las contribuciones de las empresas y/o de los empleados, procedentes de los impuestos aplicados a la nómina por el ingreso de prepago, tendrán que considerar la diversificación de sus fuentes de financiación a medida que envejezca la población, ya que un porcentaje cada vez menor de la población total estará asalariada y contribuirá a los fondos de prepago con los impuestos de la nómina. Muchos ya lo están haciendo.

Casi todos los países tienen la capacidad de recaudar fondos adicionales para la salud, ya sea dando a la sanidad una mayor prioridad en el gasto público o bien aumentando los ingresos adicionales por las tasas que están infrautilizadas, tal y como se explica en el Capítulo 2. Los impuestos sobre los productos perjudiciales como, por ejemplo, el tabaco y el alcohol, mejoran la salud a la vez que se recaudan fondos adicionales; pero en muchos países no se han aprovechado suficientemente.

Si queremos que el sistema sea sostenible, las contribuciones al sistema sanitario deben ser asequibles y justas. La valoración de la imparcialidad de las contribuciones puede ser compleja cuando la gente contribuye mediante diversos tipos de impuestos y/o seguros. Por ejemplo, el pago del seguro no puede basarse en los ingresos, pero esto se podría compensar con un conjunto de sistemas fiscales progresivos, en el que los ricos contribuyan con una proporción mayor de sus ingresos que los pobres. Lo importante es que las contribuciones globales estén basadas en la solvencia económica.

La universalidad sólo puede lograrse cuando los gobiernos cubran los gastos sanitarios de las personas que no puedan hacer frente a dichas contribuciones. Independientemente de lo rico que sea un país, algunas personas son sencillamente demasiado pobres para contribuir por medio de los impuestos sobre la renta y/o las cotizaciones al seguro, o únicamente pueden contribuir con una pequeña cantidad. Con algunas excepciones destacadas, pocos países donde el gasto sanitario procedente de los ingresos de las administraciones públicas y del seguro obligatorio es inferior al 5,6% del PIB (producto interior bruto) están cerca de alcanzar la cobertura universal, porque son incapaces de conseguir suficientes provisiones para subsidiar a los pobres.

La eliminación de los pagos directos no garantizará necesariamente el acceso económico a los servicios sanitarios, mientras que la eliminación de los pagos directos sólo en los centros estatales puede hacer poco para mejorar el acceso o reducir la catástrofe financiera en algunos países. Los costes del transporte y el alojamiento también disuaden a los pobres de utilizar los servicios, al igual que las barreras no financieras como las restricciones a las mujeres para que viajen solas, el estigma asociado a algunas enfermedades y las barreras del idioma. Muchas soluciones posibles a estos problemas no se encuentran en el ámbito del financiamiento, pero algunas sí. Por ejemplo, en algunos países se han utilizado las transferencias condicionadas de dinero en efectivo en el sector de la sanidad para ampliar la cobertura, especialmente para las medidas de prevención, mientras que las transferencias no condicionadas de dinero en efectivo suelen emplearse en los ministerios de economía o de seguridad social para reducir las desigualdades de los ingresos y permitir que la gente pueda comprar los bienes y los servicios que necesiten, incluidos los servicios sanitarios.

No se pueden eludir las decisiones difíciles en el camino hacia la cobertura universal. Ningún país puede garantizar el acceso a todos los servicios sanitarios que puedan promover, proteger o mejorar la salud. Se deben tomar decisiones sobre el alcance de la cobertura de la población, los servicios sanitarios y los costes con los fondos disponibles. Las elecciones que hagan los países serán pragmáticas en parte (por ejemplo, el grado de rentabilidad de un procedimiento determinado), y en parte estarán basadas en los valores sociales que reflejen las actitudes de un país respecto a la solidaridad social y la autosuficiencia.

Sin embargo, en última instancia, la cobertura universal requiere el compromiso de cubrir al 100% de la población. Llegados a tal punto, habrá que tomar decisiones difíciles relacionadas con el porcentaje de servicios sanitarios y el porcentaje de sus costes que se podrán cubrir con los fondos mancomunados.

2. Consolidar los fondos mancomunados de financiación y adoptar el sistema de prepago obligatorio

Es imposible conseguir la cobertura universal mediante planes de seguro cuando la afiliación a los mismos tiene carácter voluntario. Las personas de bajo riesgo, generalmente jóvenes y sanas, elegirán no hacerlo, a la vez que es difícil garantizar las contribuciones realizadas por los trabajadores por cuenta propia. La participación voluntaria podría ayudar a la gente a ver los beneficios del prepago y, sin duda, alguna protección frente al riesgo financiero es mejor que ninguna. No obstante, a largo plazo, la participación deberá ser obligatoria si se ha de cubrir al 100% de la población.

Los fondos reducidos no son viables económicamente a largo plazo. Estos fondos resultan vulnerables. Una enfermedad o un procedimiento de coste elevado pueden agotar sus reservas. Los seguros comunitarios y los microseguros tienen cabida allí donde es difícil plantear y reagrupar los fondos para la salud por otras vías y pueden ser un medio útil para fomentar la solidaridad, a la vez que se promueven los beneficios del prepago. También pueden ofrecer un grado de protección de los participantes frente a los riesgos financieros pero, en última instancia, cuanto más grande, mejor, y la consolidación de la mancomunación tiene que formar parte de la estrategia desde el principio. Esto también es aplicable a los pequeños fondos gestionados por el gobierno, como los presupuestos sanitarios regionales. En algunos casos, la cobertura adecuada en las regiones más pobres sólo se puede conseguir cuando existe una subvención directa a partir de los fondos mancomunados centrales o cuando las regiones pueden compartir los costes.

La estructura de varios fondos que sirven a diferentes grupos de población no es eficiente porque duplica los esfuerzos y aumenta el gasto de los sistemas de administración e información. Por ejemplo, cuando un ministerio de sanidad y un departamento de seguridad social llevan a cabo obras sociales de manera paralela para diferentes grupos de población, las consecuencias de la duplicación y la ineficiencia se magnifican.

Cuando coexisten varios fondos también es más difícil lograr la equidad y la protección contra los riesgos. Garantizar que toda la población tenga acceso a beneficios similares suele requerir que los ricos y los pobres paguen y estén cubiertos con el mismo fondo. Mientras tanto, la protección contra el riesgo financiero también aumenta cuando las personas de distintos ingresos y riesgos sanitarios pagan al mismo fondo y perciben del mismo fondo.

La existencia de varios fondos puede lograr la igualdad y la protección económica en algunas circunstancias, pero esto requiere una capacidad administrativa considerable. Si estos grupos están organizados sobre una base geográfica no competitiva (por ejemplo, la financiación estatal que cubre a la población de una provincia o región) o sobre una base competitiva (varias aseguradoras que compiten por los consumidores), es posible alcanzar la equidad y la protección económica, si existe una financiación pública suficiente y la participación es obligatoria. Pero, para que esas estructuras funcionen es necesario garantizar «la puesta en común a través de fondos mancomunados», creando un único fondo «virtual» a través de la nivelación de riesgos, mediante el cual se transfieran los fondos desde las aseguradoras o regiones que cubren a las personas de bajo riesgo hasta los que cubren a la población de riesgo elevado. Este enfoque es muy exigente desde el punto de vista administrativo y requiere la capacidad de vigilar los riesgos y los gastos de manera efectiva y de recoger y transferir los fondos a través de los fondos mancomunados.

3. Utilizar los recursos de manera más eficiente y equitativa

Todos los países pueden mejorar su eficiencia, a veces en gran medida, liberando así los recursos necesarios para garantizar un progreso más rápido hacia la cobertura universal. Centrarse únicamente en los medicamentos (mejorar, por ejemplo, la orientación para la prescripción o garantizar la transparencia en las compras y la licitación) puede reducir el gasto de manera significativa en muchos países, sin que ello implique una pérdida de calidad. En el Capítulo 4 se describen otras fuentes de ineficiencia y algunas sugerencias para resolverlas.

La fragmentación genera problemas a la hora de aunar recursos e ineficiencias en la compra y prestación de servicios. Las aportaciones de ayuda al desarrollo para la salud pueden aumentar este problema sin pretenderlo. La financiación de estrategias basadas en los programas no tiene por qué proceder siempre de flujos de financiación paralelos que requieran cada uno de ellos de sus propios procedimientos administrativos y de vigilancia, aunque a menudo estén organizados de esta manera.

La compra y la contratación activas o estratégicas de servicios sanitarios ayudan a los países a avanzar más rápidamente hacia la cobertura universal, pero no deben tomarse a la ligera. Los funcionarios del Estado responsables de la compra y/o la contratación tienen que asignar los recursos en función de la rentabilidad, del desempeñoy de la información sobre las necesidades de la población. Esto requiere un buen sistema de información y una gestión y análisis certeros de la información. La evaluación precisa de las necesidades de salud pública, los patrones de distribución del gasto y la rentabilidad de las intervenciones también mejoran la calidad y la eficiencia.

Se precisan incentivos para proporcionar servicios eficientes, equitativos y de calidad, tanto si los prestadores de servicio sanitarios son públicos como privados. No existen evidencias que demuestren que los proveedores de servicios con participación o financiación privada sean más o menos eficientes que las alternativas con participación o financiación del

Estado. Desde la perspectiva de la política de financiación sanitaria, para decidir la mejor forma de prestación de servicios se requiere un enfoque pragmático más que ideológico.

El pago de tarifas por el servicio prestado suele fomentar la sobreprestación para los que pueden pagar (o quienes están cubiertos por el seguro) y que haya escasez de los mismos para los que no pueden costeársela. Más allá de esta realidad, los mecanismos de pago se deben evaluar por sus méritos. Por ejemplo, utilizando la capitación de servicios en el caso de las consultas externas y las formas de pago basadas en el caso, como los grupos relacionados por el diagnóstico, se reducen los incentivos por sobreprestación, fomentados por el pago de honorarios por el servicio prestado, en el caso de la atención hospitalaria. Pero estos enfoques pueden crear otros problemas, como el alta hospitalaria temprana, seguida de la readmisión, para conseguir un pago adicional. Muchos países están probando una combinación de procedimientos de pago y procedimientos administrativos para potenciar sus puntos fuertes y reducir sus debilidades.

Las intervenciones de prevención y promoción pueden ser rentables y pueden reducir la necesidad de tratamientos posteriores. Sin embargo, en términos generales, existe una presión mucho mayor sobre los políticos para que garanticen el acceso al tratamiento y muchos sistemas de financiación se centran principalmente en el pago de este servicio en lugar de en los modelos de prevención y promoción basados en la población. Además, al dejar que la gente tome sus propias decisiones, no suelen invertir lo suficiente en la prevención. Esto significa que a veces es necesario que los gobiernos financien la prevención basada en la población y las actividades de promoción independientemente del sistema de financiación de los servicios personales vinculados, en gran medida, al tratamiento y la rehabilitación.

La gestión eficaz es la clave para mejorar la eficiencia y la igualdad. Algunas normas básicas de buena gestión se establecen fuera del sector sanitario (por ejemplo, la gestión financiera y las auditorías), pero no hay ninguna razón por la que la salud no deba ser pionera en este ámbito. Por ejemplo, los responsables políticos que trabajan por la salud pueden hacer mucho para reducir las pérdidas, especialmente en los contratos. Pueden mejorar la calidad de la prestación de servicios y la eficiencia del sistema, incluso mediante la regulación y la legislación.

Las lecciones descritas anteriormente son un claro ejemplo de la larga experiencia de muchos países y pueden ayudar a que los líderes políticos decidan la mejor forma de avanzar. Pero si sólo se adoptan ciertos elementos o se importa lo que se ha demostrado que funciona en otros entornos, no será suficiente. **La estrategia de financiación sanitaria debe ser de cosecha propia y estar orientada hacia la cobertura universal más allá de los terrenos conocidos.** Es imperativo que los países desarrollen sus propias capacidades de análisis y comprendan los puntos fuertes y débiles del sistema actual, de manera que puedan adaptar las políticas de financiación sanitaria en consecuencia, aplicarlas, controlarlas y modificarlas a lo largo del tiempo.

Estas lecciones hacen referencia, fundamentalmente, a los retos técnicos de la reforma de la financiación sanitaria, pero el trabajo técnico sólo es un elemento del diseño y la aplicación de las políticas. Para generar la reflexión y el cambio se necesitan otro tipo de actuaciones, descritas en el siguiente apartado.

La base del cambio

El ciclo de decisiones de financiación sanitaria que se presenta aquí (Figura 5.1) pretende ser una guía más que un mapa y, si bien los procesos previstos se representan como procesos conceptualmente independientes, en realidad se superponen y siguen evolucionando.

Las siete actuaciones aquí descritas no sólo son aplicables a los países de ingresos bajos y medios. Los países de ingresos elevados que han alcanzado altos niveles de cobertura y protección contra los riesgos financieros también deben implicarse en una autoevaluación continua para garantizar que el sistema de financiación continúe consiguiendo sus objetivos frente a los cambios permanentes de las tecnologías y las

Figura 5.1. **El proceso de toma de decisiones de la financiación sanitaria**

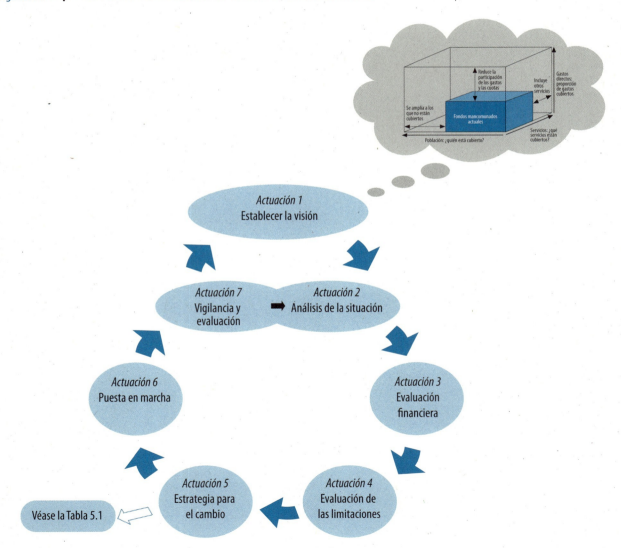

actuaciones diagnósticas y terapéuticas, las demandas crecientes y la evolución de las limitaciones fiscales.

El diseño y la estrategia de aplicación de la financiación sanitaria implican una adaptación continua, más que un progreso lineal hacia una perfección teórica. El ciclo se completa (Actuación 7) cuando un país revisa cuánto ha avanzado en sus objetivos planteados (Actuación 1), lo que le permite volver a evaluar sus estrategias y diseñar nuevos planes para corregir cualquier problema. Es un proceso basado en el aprendizaje continuo, la realidad práctica de la retroalimentación del sistema en constante revisión y ajuste.

Los sistemas de financiación sanitaria deben adaptarse, no sólo porque siempre hay un margen de mejora, sino porque los países a los que sirven también cambian: las características epidemiológicas evolucionan, los recursos van y vienen, y las instituciones evolucionan o se deterioran (Figura 5.1).

Actuación 1: establecer la visión

El establecimiento de una visión de futuro basada en la comprensión del presente es crucial, porque los caminos que elijan los países para conseguir la cobertura universal serán necesariamente distintos. El compromiso para la cobertura universal reconoce los objetivos de la reducción de las barreras financieras al acceso a los servicios y el aumento y mantenimiento de la protección frente al riesgo financiero. Sin embargo, reconoce que a lo largo del camino habrá compromisos según la proporción de la población, los servicios y los costes que se podrán cubrir en cualquier nivel dado de recursos. Destacar las decisiones que debe tomar un país es importante. Por ejemplo, en un país donde la mayoría de la gente cree que las personas deben tener alguna responsabilidad financiera sobre su propia salud, se podría decidir cubrir sólo una parte de los costes totales de los servicios con los fondos mancomunados y pedir que los hogares contribuyan directamente en la parte restante, al menos en algunos servicios. En otros países donde el concepto de solidaridad social sea fuerte, tal vez sea preferible cubrir un mayor porcentaje del coste total, aunque esto pueda significar una oferta de servicios más reducida. El reconocimiento de estos valores y la posibilidad de que den una visión general del sistema es importante para determinar cómo se debe llevar a cabo el trabajo técnico. También se puede orientar a las autoridades en la gestión de los compromisos establecidos respecto a la cobertura, que surgirán inevitablemente a medida que evolucione el sistema de financiación.

Actuación 2: análisis de la situación - entender el punto de partida

El análisis de la situación debe centrarse en los dos elementos de la cobertura universal desde el punto de vista de la financiación: el acceso a los servicios necesarios y la protección frente al riesgo financiero. Identificar quién está cubierto con los fondos mancomunados, para qué servicios y con qué porcentaje del coste, mostrando la diferencia existente entre lo que se está cumpliendo en la actualidad y lo que quiere lograr el país (tal y como queda definido en la Actuación 1). Cuando se planifica el futuro, el análisis de la situación debe tener en cuenta factores internos y externos al sistema sanitario que puedan afectar a los progresos realizados hacia la cobertura universal (Cuadro 5.1). Esto no es sólo un proceso técnico. Si bien es la base de una estrategia sólida de desarrollo, disponer de la información correcta (por ejemplo, la incidencia actual de catástrofes financieras asociadas a los pagos directos por los servicios sanitarios) puede dar el impulso necesario para que se produzca el cambio político (*1*).

Actuación 3: evaluación financiera

Para crear un marco de financiación global del sistema sanitario se tiene que valorar la disponibilidad actual y la previsible de los fondos para la salud procedentes del gobierno, los hogares, el sector privado, las organizaciones no gubernamentales y los socios externos. Esta evaluación debe incluir el análisis de la proporción de recursos públicos asignados al sector a lo largo del tiempo. La ausencia de continuidad entre la política, la planificación y el presupuesto es un motivo de preocupación para muchos países. Las herramientas analíticas, como un marco de gastos a medio plazo (un proceso de planificación y formulación de presupuestos que establece metas fiscales de tres años, basado en las proyecciones macroeconómicas, y que asigna los recursos a las prioridades estratégicas dentro de estos objetivos) puede ayudar a crear una imagen global de la financiación y proporcionar los datos necesarios para el diálogo entre los ministerios de sanidad y el de economía (*2*).

En algunos países, esta fase implica el diálogo con las instituciones financieras internacionales y los socios externos para analizar los recursos que pudieran estar disponibles y la forma de canalizarlos hacia las figuras gubernamentales y las no estatales. Los responsables políticos también querrán determinar si el gasto del gobierno estará limitado y cómo se podrían aumentar los límites del gasto. Por último, se deberán tener en cuenta las funciones complementarias de las distintas fuentes de financiación del sistema sanitario.

En el Capítulo 2 se propuso una serie de opciones para ayudar a los países a aumentar los fondos nacionales adicionales o alternativos para la sanidad. Los países deben considerar, al menos, si la sanidad está recibiendo la parte del gasto público que le corresponde y deben contemplar la posibilidad de aumentar los impuestos sobre el tabaco, el alcohol y otros productos nocivos para la salud. Estos impuestos pueden contribuir de manera significativa a los fondos adicionales, a la vez que mejoran directamente la salud de la población. Casi todos los países podrían aplicar al menos una de las opciones sugeridas en el Capítulo 2.

Comprender el lenguaje de los economistas resulta esencial para recaudar más fondos para la salud. Cuando se considera al ministerio de sanidad como un administrador eficiente y prudente de los recursos públicos, que puede demostrar el progreso y los buenos resultados, es más probable que se gane la confianza y la credulidad del ministerio de economía, entre otros. Ser capaz de hablar el lenguaje de los economistas también mejorará su capacidad para abogar por la financiación suplementaria. El punto crítico de este esfuerzo es la capacidad de un ministerio de sanidad para apoyarse en los análisis de la política sanitaria a la hora de redactar la documentación necesaria e involucrarse en el diálogo con los ministerios de economía y hacienda.

Cuadro 5.1.   Elementos clave del análisis de la situación de la financiación sanitaria

Protección frente al riesgo financiero

- Qué fondos están disponibles respecto a las necesidades y cuáles son las fuentes. Qué prioridad da el gobierno a la sanidad en sus decisiones sobre el gasto.

- Cuánto tiene que pagar la gente de su bolsillo por los servicios sanitarios (p. ej., los pagos directos) y cuál es el efecto de la protección frente al riesgo financiero sobre el gasto catastrófico y el empobrecimiento.

- Quién paga qué en otras contribuciones al sistema sanitario. (Esto permite analizar la equidad percibida de las contribuciones económicas).

- Quién está cubierto por los fondos mancomunados, para qué servicios y en qué porcentaje de los costes.

El acceso a los servicios necesarios

- Es difícil medir directamente el acceso económico a los servicios, puesto que el análisis tenderá a centrarse en los niveles actuales de cobertura para las intervenciones importantes para luego realizar una evaluación de las razones de la baja cobertura, especialmente en los grupos vulnerables, y el grado de mejora de este acceso por los cambios en el sistema de financiación.

Eficiencia

- Cuáles son los principales problemas de eficiencia en el sistema, sus consecuencias y sus causas

Las características y las capacidades de los sistemas sanitarios

- Descripción y cuantificación sistemáticas de los acuerdos de recaudación y puesta en común de los fondos, así como su utilización para financiar o prestar servicios. Esto no sólo incluye el seguimiento de los fondos, sino también entender cómo fluyen a través del sistema, desde su origen hasta su utilización, incluidos los fondos externos, teniendo en cuenta dónde y cómo se fragmenta el sistema y dónde y cómo están mal alineados los instrumentos políticos. También se deben considerar los acuerdos del gobierno, en concreto, para quién y para qué los adquieren los organismos responsables.

- Disponibilidad, distribución y patrones de uso de los centros sanitarios (públicos y privados), personal sanitario (del estado y privado) e insumos principales como los medicamentos y las tecnologías. El resultado de esta evaluación determina la viabilidad de diferentes enfoques para incrementar la cobertura, por ejemplo, es poco probable que las transferencias condicionadas de dinero en efectivo funcionen, si los centros no están ubicados cerca de las personas identificadas por tener una baja cobertura.

Factores externos al sistema sanitario

- Las variables demográficas, como las tasas de crecimiento de la población, la estructura por edades, la distribución geográfica y los patrones de migración, la participación laboral, el alcance del trabajo informal, etc., tienen implicaciones en la velocidad que adquiere el aumento de las necesidades y la viabilidad de los distintos métodos de obtención de ingresos.

- Principales enfermedades y cambios previsibles, con consecuencias financieras en la ampliación de la cobertura con el paso del tiempo.

- Alcance de las actuales redes de seguridad social que reducen el impacto financiero (a largo plazo) de la enfermedad o las barreras financieras del acceso a los servicios.

- Aspectos relevantes de la administración pública y el marco jurídico para entender de cuánto margen se dispone para la modificación del sistema de financiación en el marco de las normativas y las leyes existentes. Las cuestiones principales son cómo se paga a los profesionales sanitarios y si estos acuerdos están vinculados a las normativas de la Administración General del Estado. Qué se necesitaría para modificarlas en caso necesario Cómo se distribuye la toma de decisiones sobre los recursos financieros a través de los niveles gubernamentales (es decir, cuestiones de descentralización político-administrativa). Cómo se elaboran los presupuestos en el sector público. Cuánto margen tienen los organismos públicos (p. ej., los hospitales públicos) para la redistribución de los fondos entre las partidas contables.

Actuación 4: evaluación de las limitaciones

Una vez realizado el trabajo preliminar, en esta etapa es importante que los responsables políticos identifiquen a los principales partidarios del cambio y dónde puede existir una oposición significativa. La evaluación de las posibles limitaciones permite que los responsables que toman las decisiones puedan identificar las áreas políticas que requieran una amplia consulta, con quién se debe consultar y de qué manera. La culminación de esta valoración sería la decisión política de avanzar.

En esta fase los responsables políticos también identifican lo que es técnica y políticamente factible y determinan cómo el gobierno puede basarse en las demandas sociales y apoyarlas para el buen funcionamiento del sistema sanitario. Este proceso se superpone con las actuaciones posteriores y se debe repetir periódicamente. Lo que es imposible hoy podría ser posible mañana. Los puntos clave a recordar son:

- Lograr la cobertura sanitaria universal no es sólo una cuestión técnica, sino que es la expresión de la percepción de la solidaridad social de un país. El impulso de la adopción es siempre político, al menos en parte.
- Los sistemas de financiación de la sanidad son resistentes al cambio, en parte porque cualquier cambio invade los intereses de partes interesadas con poder. Ante las fuerzas compensatorias y los intereses creados fuertemente arraigados, el apoyo para el cambio tiene que ser sólido y estar respaldado desde los niveles más altos.
- Esta dinámica suele ser la contraria en la base. Las encuestas de población suelen revelar el deseo del cambio o de la mejora del sistema sanitario de un país. Los movimientos que surgen desde las raíces de la sociedad para la reforma sanitaria y los grupos sociales (incluyendo las organizaciones de consumidores preocupados por condiciones específicas) pueden ser una vía para el cambio, tanto a nivel nacional como internacional. La comunicación entre estos grupos y el ministerio de sanidad contribuye a que la salud adquiera y mantenga una mayor relevancia en la agenda política. Este ha sido el enfoque adoptado, por ejemplo, por el gobierno de Bangladesh, en su proyecto para revitalizar y ampliar los centros de salud comunitarios. Los grupos de gestión comunitaria ayudan en la planificación, la gestión y la interacción entre los profesionales sanitarios y la población a la que asisten (3).
- El enfoque proactivo para la esfera política ha dado sus frutos en muchos países. La promoción, la comunicación y los argumentos basados en la evidencia pueden llegar muy lejos a la hora de obtener la ayuda política y financiera necesarias para intentar conseguir la universalidad.

Actuación 5: diseñar y formalizar las estrategias y los objetivos del cambio

Esta es la actuación más lenta y laboriosa. También es el centro de atención de la mayoría de las publicaciones sobre financiación sanitaria y constituye la mayor parte del apoyo técnico prestado a los países, a veces bajo el supuesto de que las demás actuaciones ya han sido, o serán, completadas. En realidad, el resto de actuaciones se han pasado por alto con frecuencia o se han hecho demasiado deprisa, a pesar de que constituyen la base del trabajo técnico. El desarrollo de las estrategias y los objetivos en esta fase debe surgir del análisis de la situación y la evaluación del marco de financiación (Actuaciones 2 y 3).

A partir del análisis de la situación y la evaluación precisa de los escenarios probables de financiación puede comenzar el trabajo técnico detallado sobre la estrategia, centrándose en las tres etapas principales de financiación sanitaria: la recaudación de fondos, la agrupación de los mismos y su utilización para garantizar que los servicios estén disponibles.

La Tabla 5.1 se basa en los principales mensajes de los Capítulos 1-4 para ilustrar el alcance y la naturaleza de las decisiones fundamentales que se deben adoptar.

Tabla 5.1.   **Decisiones técnicas necesarias para la Actuación 5**

Objetivo principal	Elementos	Decisiones
Recaudar los fondos suficientes.	**Suficiencia** (esta parte está estrechamente relacionada con la Actuación 3 y se realizarán otras actuaciones al mismo tiempo)	1. Elegir la combinación de impuestos y/o cotizaciones a la seguridad social que se pedirán a los hogares. Decidir sobre cualquier otro mecanismo para conseguir fondos destinados a la salud a nivel nacional, por ejemplo, las contribuciones de las empresas. Tratar de garantizar un flujo de fondos estable y predecible hacia el sistema.
	Equidad de las contribuciones	2. Desarrollar un mecanismo para cubrir a las personas que no pueden hacer frente a la contribución. Esto puede lograrse mediante subvenciones cruzadas, ya sea a través de ingresos de las administraciones públicas o mediante la creación de contribuciones a la seguridad social más elevadas para las personas que pueden pagarlas para cubrir a los no contribuyentes. 3. Implantar un sistema de contribuciones de los hogares que sean asequibles.
	Eficiencia en la recaudación	4. Mejorar la eficiencia en la recaudación de fondos, garantizando que las personas que deben contribuir lo hagan.
	Sostenibilidad económica	5. Hacer estimaciones basadas en la evidencia sobre el potencial del aumento de los fondos (internos y externos) en el futuro y hacerlos coincidir con las necesidades previstas y con el crecimiento de las necesidades (vinculadas a la Actuación 3)
Reducción de las barreras económicas	**Viabilidad económica y acceso**	6. Basándose en la Decisión 1, establecer acuerdos institucionales y administrativos para recaudar y aunar las contribuciones procedentes de las diversas fuentes (con la consiguiente reducción de la dependencia de los desembolsos directos en los países donde estos son elevados). 7. Determinar si las cuotas de usuario se han utilizado para promover la calidad, como un complemento de los salarios al nivel de la atención primaria. En sustitución de las cuotas de usuario, es importante reemplazar no sólo la financiación total que se haya planteado, sino también la financiación de las actividades que se pagaban anteriormente con los honorarios. Los fondos adicionales también estarían obligados a satisfacer el aumento de la demanda previsto. Esto reduce al mínimo la posibilidad de sustituir los pagos extraoficiales por los oficiales. 8. Determinar si existen grupos de personas o algunas intervenciones específicas para las que se deban emprender actuaciones de demanda (bonos, transferencias de dinero) para asegurar el acceso adecuado.
	Equidad de la mancomunación	9. Realizar aportaciones obligatorias al sistema sanitario (impuestos y/o seguro) tan pronto como sea posible. Esto asegurará que la gente contribuya cuando esté sana y no sólo cuando se sientan enfermos. Se deberá evitar que la gente pueda decidir no hacerlo, ya que reduce el grado de cobertura de los pobres y los vulnerables. 10. Si hay varios fondos mancomunados, reducir la fragmentación mediante la fusión de los mismos en un fondo mayor o poniendo en práctica un mecanismo de igualación de riesgos entre ellos para garantizar que la gente de los distintos fondos sea tratada por igual. 11. Definir quién es elegible para obtener los servicios a través del fondo (o fondos), los servicios que se deben prestar y cualquier nivel de co-pago. Elaborar un calendario para la ampliación de estos parámetros, de acuerdo con el plan de sostenibilidad financiera descrita anteriormente.
	Eficiencia de la mancomunación	12. Minimizar la fragmentación en la administración de los fondos, en la medida de lo posible.

Objetivo principal	Elementos	Decisiones
Usar los recursos de manera inteligente	**Eficiencia en la utilización de los recursos**	13. Diseñar e implementar mecanismos de pago a los proveedores que creen incentivos para mejorar la calidad y la eficiencia. 14. Desarrollar medidas complementarias que fomenten la calidad y la eficiencia, puesto que todos los métodos de pago a los proveedores tienen ventajas e inconvenientes. Entre los elementos importantes se incluye la lucha contra el despilfarro y la corrupción, así como el diseño de un proceso de selección de medicamentos rentables, las adquisiciones y las cadenas de suministros (véase el Capítulo 4 para obtener más detalles). 15. Decidir cómo distribuir los recursos combinados entre los diferentes tipos de servicios sanitarios y los distintos niveles de atención, garantizando al mismo tiempo que esto no cree obstáculos en la coordinación de la asistencia entre los niveles. 16. Participar en las compras/contrataciones estratégicas para garantizar la mejor relación calidad-precio. 17. Decidir si es necesario desarrollar un fondo mancomunado independiente para la promoción y la prevención de la salud. 18. Seguimiento periódico de los resultados y la eficiencia del uso de los fondos.
	Igualdad en la utilización de los recursos	19. Decidir cómo distribuir los recursos agrupados entre las regiones geográficas, teniendo en cuenta el tamaño relativo de la población, la relación relativa de ingresos y pobreza, las necesidades sanitarias relativas y las diferencias inevitables en los costes de la prestación de servicios (por ejemplo, debido a una baja densidad de población). 20. Determinar si persisten las desigualdades en la cobertura y los resultados de salud que el sistema de financiación no puedan abordar y que requieran una actuación para el resto del sistema sanitario (por ejemplo, la distribución de los centros de salud o los recursos humanos) o en otros sectores. Decidir qué otros ministerios y organizaciones ciudadanas pueden contribuir mejor para solucionar estos problemas; diseñar y poner en práctica las soluciones conjuntas.

Actuación 6: puesta en marcha, incluida la evaluación de las estructuras organizativas y las normativas

En esta fase, algunos países sólo tendrán que hacer pequeños cambios para mantener sus logros. Otros tendrán que iniciar la reforma, constituyendo nuevas instituciones y organizaciones. Por ejemplo, un país puede tomar la decisión de desarrollar un fondo para el seguro médico como una autoridad semiestatal para eludir las limitaciones de la centralización y la adquisición dentro del sistema público de gestión económica. Sin embargo, a veces, basta con adaptar las instituciones existentes (por ejemplo, cuando se organiza el seguro obligatorio a través del sector privado). Cuando el fondo del seguro obligatorio existe como un organismo público, es posible que se necesiten leyes y normativas nuevas o que se tengan que reforzar o derogar las ya existentes.

La legislación puede ayudar sin duda al desarrollo de los sistemas de financiación sanitaria para obtener la cobertura universal y también puede ayudar a proteger el derecho del individuo a recibir asistencia sanitaria. Recientemente, las nuevas leyes y los nuevos derechos constitucionales han dado lugar en varios países a que cada vez haya más gente que acuda a los tribunales para defender su derecho al acceso a los servicios sanitarios (4). Es demasiado pronto para saber las implicaciones que tendrá esto en la consecución de la cobertura universal, aunque los investigadores han encontrado en algunos casos que los pobres y los vulnerables se han beneficiado menos de este derecho a la compensación legal que los grupos más acomodados, que son más elocuentes a la hora de expresar sus necesidades (5).

Uno de los mayores desafíos a los que se enfrentan muchos países en esta fase de puesta en marcha es la falta de una capacidad técnica y organizativa. Pueden ser necesarios contables, actuarios, auditores, economistas y abogados en diferentes marcos y, a veces, la experiencia puede ser escasa. Por lo tanto, podría ser necesario que los países volvieran a evaluar las prioridades educativas/formativas para desarrollar las habilidades requeridas y diseñar estrategias para atraer y retener a los profesionales cualificados desde el extranjero.

La ampliación de la cobertura de los servicios suele verse obstaculizada por la escasez de profesionales sanitarios y los planes de financiación tienen que garantizar una oferta adecuada de personal sanitario adecuadamente capacitado. Los planes de financiación también deben mejorar la calidad y la cantidad de los servicios prestados, así como garantizar los medicamentos y las tecnologías apropiadas que estén disponibles. Por el contrario, los responsables de la toma de decisiones deben ser conscientes de las implicaciones de la financiación a la hora de reformar otras áreas del sistema sanitario.

Muchos cambios necesitarán una acción intersectorial, en la que el personal del ministerio de salud trabaje con otros ministerios.

Actuación 7: vigilancia y evaluación

Los responsables tienen que saber en qué situación se encuentra su país. Deben ser capaces de evaluar tanto su situación como el momento, ya se encuentren inmersos en la reforma de planificación que dará lugar a un sistema de cobertura universal, en la transición o bien cumpliendo sus objetivos declarados. Necesitan saber si el país se está acercando o alejando de la cobertura universal.

Los sistemas de financiación no responden necesariamente a los cambios según lo previsto. Por lo tanto, es necesario que estemos preparados para lo inesperado y que seamos capaces de hacer ajustes rápidos. Para ello, los responsables necesitan un flujo constante de información precisa. En el Cuadro 5.1 se indica el tipo de información necesaria para realizar un análisis significativo de la situación, relacionado en gran medida con la forma en que se estén utilizando los recursos disponibles. En este punto nos encargaremos de la necesaria evaluación de los resultados para que un país determine si se está acercando o alejando de la cobertura universal.

El seguimiento tiene que centrarse en si las personas tienen acceso a los servicios sanitarios necesarios y los problemas financieros a los que se enfrentan al pagar por ellos. Parte de la información necesaria para realizar una evaluación exacta resulta difícil de obtener. Por ejemplo, aunque es relativamente fácil medir el porcentaje de personas que están cubiertas por un régimen específico de seguro médico, esto no es un indicador de la cobertura real, porque también nos gustaría conocer los porcentajes de los servicios necesarios y los costes que están cubiertos.

En los sistemas caracterizados por la combinación de servicios públicos y privados, financiados en parte por el seguro y en parte por los ingresos fiscales, la perspectiva puede ser compleja. En teoría, todo el mundo puede utilizar los servicios estatales, pero en la práctica, las personas de las zonas más alejadas puede que no tengan acceso físico a ellos o que no los utilicen si la calidad es deficiente o si ellos la consideran deficiente. De este modo, identificar quién está realmente cubierto por los servicios financiados con fondos públicos puede ser difícil, incluso con datos fiables de encuestas a domicilio bien diseñadas.

En la Tabla 5.2 proponemos indicadores que han demostrado sistemáticamente su validez como factores probados de predicción de los grupos que están cubiertos y el alcance de la protección ofrecida frente a los riesgos financieros, la magnitud de los desembolsos y su influencia en los gastos catastróficos y el empobrecimiento de los hogares. Evidentemente, no cubren todos los efectos posibles del sistema de financiación sanitaria en la vida de las personas. Por ejemplo, quienes ya se encuentran en una situación de pobreza no se arruinarán por los pagos de salud, pero se hundirán aún más en la miseria. También se dispone de otros indicadores de los países que tienen la capacidad adicional de vigilancia, como el índice de pobres que se han empobrecido aún más por tener que pagar por los servicios sanitarios, pero aquí enumeramos un conjunto mínimo de indicadores que se utilizan generalmente (6–8)

Aquí no proponemos indicadores de la cobertura. Lo que nos gustaría conocer es la proporción de la población, desglosada por variables esenciales como la edad, el sexo y la situación socio-económica, que no tiene acceso a los servicios necesarios debido a las barreras económicas u otros obstáculos posibles. No obstante, la mayoría de los países no dispone de esta información y la oferta de servicios necesarios puede variar considerablemente en función de las distintas enfermedades o los patrones demográficos. Sugerimos que es posible que cada país quiera controlar un conjunto diferente de intervenciones para la cobertura efectiva. Todos los años se proporciona un posible conjunto de indicadores en las *Estadísticas sanitarias mundiales* (9) a pesar de que hacen referencia principalmente a los países de ingresos bajos, donde predominan las enfermedades transmisibles.

El flujo regular de datos en estas áreas, así como los descritos para el análisis de la situación en el Cuadro 5.1, dependerá de dos cosas:

- Un sistema de información sanitaria operativo que proporcione información sobre la cobertura de los que la necesitan, a ser posible desglosada por la edad, el sexo, el nivel socio-económico y otros indicadores de vulnerabilidad o privación. Esto requiere que los responsables de la gestión de los datos administrativos del sistema sanitario tengan buenas conexiones con los organismos nacionales de estadística.
- Un sistema de control de los flujos financieros. Las cuentas nacionales de salud proporcionan una información crucial, al igual que las encuestas intermitentes a los hogares, para medir el gasto de los pagos directos y la protección frente al riesgo financiero.

Los responsables políticos deben esforzarse para crear un sistema unificado de información financiera que no esté desglosado por programas, por la descentralización administrativa o por los niveles de protección de la población. Los problemas surgen cuando los fondos de los donantes para proyectos y programas llevan un seguimiento por sistemas paralelos de información financiera que no se comunican entre sí. También es vital obtener información de todos los participantes del sistema sanitario, tanto públicos como privados. En muchos países, los sistemas oficiales de

Tabla 5.2.   **Seguimiento del seguro universal frente al riesgo financiero**

Objetivos y actuaciones	Indicadores asociados	Interpretación
1. Reunir fondos suficientes para la salud: ¿qué proporción de la población, de los servicios y de los gastos se puede cubrir?	1. Gasto sanitario total *per capita*	1. Debe estar asociado a las necesidades de la población, pero el requisito mínimo medio en todos los países de ingresos bajos se ha calculado en US$ 44 en 2009, llegando a los US$ 60 en 2015.
	2. Gasto sanitario total como un porcentaje del producto interior bruto	2. Esto también refleja la disponibilidad de los fondos, porque el gasto sanitario total y el PIB suelen aumentar con el PIB *per capita*. Los países de las Regiones de la OMS de Asia Sudoriental y el Pacífico Occidental se han fijado un objetivo del 4%, aunque éste podría no ser suficiente por sí sólo. Con este gasto, los 40 países, más o menos, de todo el mundo con un PIB *per capita* inferior a US$ 1000 no reunirían los niveles mínimos de necesidades de financiación.
	3. El gasto sanitario nacional como porcentaje del gasto total del gobierno[a]	3. Indica el compromiso del gobierno con la salud. Los países del África subsahariana se han fijado una meta de asignar el 15% del gasto público a la salud. Los Estados Miembros de la Región de la OMS del Mediterráneo Oriental están debatiendo un objetivo del 8% del gasto público destinado al ministerio de sanidad.
	4. Gasto sanitario total de un gobierno como porcentaje del producto interior bruto	4. Indica la capacidad y la voluntad del gobierno de proteger a la población de los costes de la asistencia. Conseguir una cobertura casi universal por menos del 4-5% del PIB es difícil, aunque en el caso de muchos países de ingresos bajos y medios es un objetivo ambicioso a corto plazo y se tiene que planificar a largo plazo.
2. Los niveles de protección frente al riesgo financiero y la cobertura de los grupos vulnerables: una combinación de quién está cubierto y qué porcentaje de los gastos	5. Los desembolsos directos como porcentaje del gasto sanitario total, con información sobre qué grupos de población se ven más afectados	5. La evidencia empírica demuestra que esto está estrechamente relacionado con la incidencia de la catástrofe financiera y el empobrecimiento por los pagos directos del propio bolsillo. Cuando los pagos directos por los servicios sanitarios y el gasto sanitario total son inferiores al 15-20% se producen pocas catástrofes financieras o empobrecimiento. Muchos países tienen todavía proporciones más elevadas y los países de la Región de la OMS del Pacífico Occidental han establecido un objetivo del 20-30%.
	6. Porcentaje anual de los hogares que sufren una catástrofe financiera por los pagos sanitarios directos, con información sobre los grupos de población que se ven más afectados	6. Lo ideal sería que se pudiera medir directamente, aunque el indicador 5 está muy relacionado con las catástrofes financieras.
	7. Porcentaje anual de los hogares que sufren empobrecimiento por los pagos sanitarios directos, con información sobre los grupos de población que se ven más afectados	7. El mismo comentario que para el indicador 6.
3. Eficiencia de la utilización de los recursos[b]	8. Precio medio al consumo de los medicamentos genéricos en comparación con el precio internacional de referencia	8. Cuando es superior a la proporción 1:1, existe una fuerte evidencia de posibles ahorros.
	9. Porcentaje del gasto sanitario público destinado a los costes fijos y los salarios, en comparación con los medicamentos y los suministros	9. Esto es más difícil de interpretar, aunque la mayoría de los países saben cuándo es demasiado alto, por ejemplo, cuando no hay fondos suficientes para comprar los medicamentos. En algunos casos esto podría reflejar la insuficiencia de los fondos, más que la ineficiencia.

[a] El gasto sanitario general del gobierno capta el gasto sanitario de los ingresos de las administraciones públicas para todos los ministerios, todos los niveles gubernamentales y el seguro obligatorio de enfermedad combinado.

[b] Es difícil establecer indicadores válidos, fiables y comparables de la eficiencia del sistema sanitario. Los dos indicadores son sólo ejemplos y los países tendrán que centrarse en otras áreas de falta de eficiencia que sean especialmente importantes en sus propios contextos. Los posibles indicadores son: reparto del gasto total entre la atención primaria y la hospitalaria; tasa de derivación desde el nivel de asistencia primaria al de asistencia especializada; uso de medicamentos genéricos frente al de fármacos de marca comercial; cirugía ambulatoria frente a hospitalización; y gastos administrativos generales.

información sanitaria recogen pocos datos del sector no gubernamental, lo que hace difícil tener una visión completa del estado de la salud y de los patrones de uso de la población.

Una agenda para la comunidad internacional

Si bien los países pueden hacer mucho por sí mismos siguiendo la agenda señalada anteriormente, la comunidad internacional tiene un papel fundamental que desempeñar en el apoyo a los países que requieren ayuda adicional. Los socios para el desarrollo tienen que:

Mantener los niveles de asistencia o aumentarlos hasta el nivel necesario

Sólo la mitad de los países que declaran su ayuda oficial al desarrollo (AOD) y los desembolsos a la Organización para la Cooperación y el Desarrollo Económicos (OCDE), se encuentran en el camino de alcanzar los objetivos con los que se han comprometido a nivel internacional. El resto de países no están cumpliendo sus promesas, algunos con mucha diferencia. Mientras que algunos donantes se han comprometido a mantener sus compromisos de asistencia para 2010 a pesar de la recesión económica mundial, otros han reducido o aplazado sus compromisos. Esto es un motivo de gran preocupación y es de esperar que los socios estén a la altura de las promesas hechas en París, Francia y Accra, Ghana.

Garantizar que la ayuda sea más previsible

Cuando los países no pueden depender de una financiación constante, es difícil planificar el futuro. Algunos países de ingresos bajos dependen de recursos externos para financiar dos tercios de su gasto sanitario total, haciendo que los flujos previsibles de ayuda sean de vital importancia. Los socios para el desarrollo pueden ayudar estructurando los acuerdos contributivos que escapan de los compromisos anuales tradicionales (ODA), como hicieron los donantes del comité de ayuda al desarrollo de la OCDE en Accra, Ghana, comprometiéndose a ciclos de financiación de entre tres y cinco años.

Innovar para complementar el gasto sanitario de las poblaciones pobres

Se ha logrado mucho en este ámbito, en particular, por la Fundación Millennium para la Financiación Innovadora de la Salud, que ha desarrollado recientemente mecanismos para que las personas realicen aportaciones voluntarias a la salud mundial cuando pagan los billetes de avión, las habitaciones de un hotel o el alquiler de automóviles por Internet. Se estima que la venta de bonos garantizados por los países donantes, emitidos en los mercados de capitales internacionales, ha recaudado US$ 2 mil millones desde 2006. Aunque estos sistemas han dado resultados prometedores, se podría hacer mucho más en este ámbito. Por ejemplo, se calcula que un impuesto mundial por las transacciones de divisas podría superar los US$ 33 mil millones al año (véase el Capítulo 2).

Apoyar a los países en sus programas sanitarios en lugar de imponer prioridades de política exterior

El centro de atención de muchos socios exteriores en algunos programas de alto perfil es contrario al espíritu de la Declaración de París, Francia, de 2003 sobre la eficacia de la ayuda, que tiene por objeto permitir a los países receptores formular y ejecutar sus planes nacionales de acuerdo con sus propias prioridades. Lo que se necesita aquí es una reorientación hacia las contribuciones financieras acordadas para planes nacionales de salud, en los que la cobertura y el seguimiento de los resultados se llevan a cabo a nivel nacional.

Canalizar los fondos a través de las instituciones y los mecanismos fundamentales para la cobertura universal

Algunos países receptores han argumentado que los donantes no están dispuestos a utilizar los sistemas que se supone que ellos están reforzando y que prefieren establecer y utilizar sistemas paralelos: canalización de los fondos a los países; comprar insumos, como medicamentos, equipos y servicios; y supervisar los resultados (*10*). Una manera de fortalecer los sistemas nacionales sería canalizar los fondos externos a través del mecanismo de mancomunación de riesgo propio del país receptor. Esto podría adoptar la forma de un apoyo a nivel sectorial, según el cual los donantes especificarían que su financiación es para el sector sanitario, pero permitirían que fueran los gobiernos quienes decidieran sobre su distribución, a través de programas y actividades o a través de consorcios de seguros médicos. Los socios para el desarrollo también deberán tratar de fortalecer la capacidad nacional de estas instituciones.

Proyectos locales de apoyo para utilizar los recursos de manera más eficiente

Reducir la duplicación en la canalización de los métodos y distintos ciclos de aplicación, vigilancia y presentación de informes. Los costes de las transacciones que imponen a los países son considerables. En 2009 hubo más de 400 misiones internacionales de salud en Viet Nam (*11*). En Rwanda, el gobierno tiene que informar sobre más de 890 indicadores de salud a distintos donantes, de los que 595 están relacionados únicamente con el VIH y la malaria (*12*).

Un ejemplo de eficiencia al reducir la duplicación y la fragmentación de los esfuerzos de la ayuda internacional

La entrega fragmentada de la ayuda internacional donada conlleva grandes gastos administrativos indirectos para los donantes y los receptores, una duplicación innecesaria y variaciones en la orientación de las políticas y normas de calidad a nivel del país. Es imprescindible que los principales donantes se comprometan a alinear sus esfuerzos para reducir la fragmentación de la canalización y recepción de los fondos en los países receptores. Más de 140 iniciativas mundiales relacionadas con la salud se están ejecutando en paralelo, derrochando los recursos y sometiendo a los países receptores a una enorme presión (*11*).

Conclusión

Este es un momento interesante para financiar la salud. Se están reformando dos sistemas sanitarios extensísimos, uno en China y el otro en los Estados Unidos de América, comprometidos previamente con la utilización de mecanismos de libre mercado como base de financiación. China está trasladando su gran sistema sanitario otra vez en la dirección hacia la cobertura universal, financiado en parte por los ingresos generales. En marzo de 2010, el Presidente Barack Obama firmó el proyecto de reforma de ley de los Estados Unidos de América que amplía la cobertura de la atención sanitaria a 32 millones de estadounidenses sin un seguro médico previo. Aunque este informe propugna de alguna manera la adopción del principio de universalidad, la introducción de la reforma de los umbrales de elegibilidad de Medicaid extiende la cobertura financiada con fondos públicos a 20 millones de personas que antes no lo estaban.

Las reformas de China y los Estados Unidos de América destacan en parte, por el tamaño de los sistemas involucrados, pero estos países no están solos en la reevaluación de su propuesta de financiación de la asistencia sanitaria. Tal y como ha puesto de manifiesto este informe, la reforma de la financiación sanitaria se está llevando a cabo en muchos países, a muchos niveles de desarrollo económico. Variará la manera en que cada uno se ocupe de los desafíos a los que se enfrente, pero los programas que satisfacen más las necesidades de sus poblaciones incluirán algún tipo de prepago y mancomunación.

Pero más allá de esta verdad fundamental, no hay ninguna fórmula establecida para lograr la cobertura universal. Las respuestas de los países a los retos se determinarán en parte por sus propias historias y por la manera en que se hayan diseñado sus sistemas de financiación sanitaria, así como por las preferencias sociales en relación con los conceptos de solidaridad (*13*). Tan variadas como puedan ser las respuestas, se llevarán a cabo enfrentándose a las mismas presiones complejas. Hacer caso omiso de esas presiones sería fracasar en una de las tareas más importantes del gobierno, proporcionar asistencia sanitaria accesible para todos.

Cada país puede hacer algo para acercarse a la cobertura universal o mantener lo que ha logrado. Aunque la tarea pueda parecer desalentadora, los responsables políticos pueden obtener el ánimo observando a los muchos países que les han precedido en la lucha por establecer un sistema de cobertura universal y estas batallas están bien documentadas. Hay lecciones que aprender. Una de ellas hace referencia a la importancia de la solidaridad social, expresada a través del compromiso político, un tema que hemos retomado varias veces en este informe. Sería una simplificación extrema afirmar que la reforma siempre ha funcionado en aquellos países en los que existe una demanda desde la sociedad y una participación activa, pero esta coincidencia se ha producido con tanta frecuencia que bien merece una reflexión.

En Tailandia, fue uno de los factores que impulsaron el desarrollo del sistema de cobertura universal que proporcionó la atención sanitaria a los millones de tailandeses que, previamente, tenían que hacer frente a los pagos de su propio bolsillo o renunciar al tratamiento. Ninguna de estas opciones habría funcionado con Narin Pintalakarn mientras yacía entre los restos de su motocicleta el sábado 7 de octubre de 2006. Por suerte para Narin, hubo una tercera opción. Dependía de millones de contribuyentes, un centro especializado en traumatología situado a sólo 65 km de donde se estrelló y un cirujano con muchos años de experiencia. Ese día, todos los números estuvieron de parte de Narin. Y la unión hizo la fuerza. ■

Bibliografía

1. Knaul FM et al. [Evidence is good for your health system: policy reform to remedy catastrophic and impoverishing health spending in Mexico]. *Salud Pública de México*, 2007,49:Suppl 1S70-S87. PMID:17469400
2. *Training in medium-term expenditure framework*. Washington DC, The World Bank, 2003.
3. Uddin MJ. Health service networking through community clinics. *The New Nation, Bangladesh's Independent News Source*, 21 March 2010 (http://nation.ittefaq.com/issues/2010/03/21/all0120.htm, accessed 28 June 2010).
4. Yamin AE, Gloppen S, eds. *Litigating health rights: can courts bring more justice to health?* Cambridge, MA, Harvard University Press (unpublished).
5. Easterly W. Human rights are the wrong basis for healthcare. *Financial Times (North American Edition)*, 12 October 2009 PMID:12322402
6. Wagstaff A, van Doorslaer E. Catastrophe and impoverishment in paying for health care: with applications to Vietnam 1993–1998. *Health Economics*, 2003,12:921-934. doi:10.1002/hec.776 PMID:14601155
7. van Doorslaer E et al. Effect of payments for health care on poverty estimates in 11 countries in Asia: an analysis of household survey data. *Lancet*, 2006,368:1357-1364. doi:10.1016/S0140-6736(06)69560-3 PMID:17046468
8. McIntyre D et al. What are the economic consequences for households of illness and of paying for health care in low- and middle-income country contexts? *Social science & medicine (1982)*, 2006,62:858-865. doi:10.1016/j.socscimed.2005.07.001 PMID:16099574
9. *World health statistics 2010*. Geneva, World Health Organization, 2010.
10. Task team on health as a tracer sector. *Supporting countries health strategies more efficiently*. World health report 2010 background paper, no. 47 (http://www.who.int/healthsystems/topics/financing/healthreport/whr_background/en).
11. *Global Health: a Millennium Development Goal and a right for all*. Address by Andris Piebalgs, EU Commissioner for Development, at the Delivering the Right to Health with the Health MDGs conference, Brussels, 2 March 2010 (http://europa.eu/rapid/pressReleasesAction.do?reference=SPEECH/10/55&format=HTML&aged=0&language=EN&guiLanguage=en, accessed 28 June 2010).
12. Binagwaho A, Permanent Secretary, Rwanda Ministry of Health. Personal communication, 9 June 2010.
13. Carrin G et al. Universal coverage of health services: tailoring its implementation. *Bulletin of the World Health Organization*, 2008,86:857-863. doi:10.2471/BLT.07.049387 PMID:19030691

[ÍNDICE]